D1670564

novum pro

Frau Renate Rodriguez
mit guten Wünschen
Hans-Jürgen Schramm
15. April 2018

HANS-JÜRGEN SCHRAMM

Allergien und **Phobien**, ein Tsunami der Zivilisation

Zwei Schwestern schlagen Alarm

novum pro

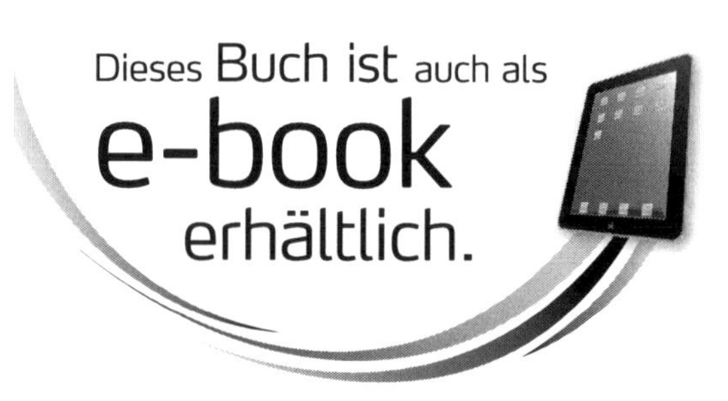

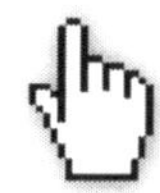

Bibliografische Information
der Deutschen Nationalbibliothek:

Die Deutsche Nationalbibliothek
verzeichnet diese Publikation in
der Deutschen Nationalbibliografie.
Detaillierte bibliografische Daten
sind im Internet über
http://www.d-nb.de abrufbar.

ISBN 978-3-95840-349-9
Lektorat: Tobias Keil
Umschlagfoto:
Igor Stevanovic | Dreamstime.com
Umschlaggestaltung, Layout & Satz:
novum Verlag
Innenabbildungen:
Hans-Jürgen Schramm (3)

Gedruckt in der Europäischen Union
auf umweltfreundlichem, chlor- und
säurefrei gebleichtem Papier.

www.novumverlag.com

Inhaltsverzeichnis

Vorwort 7

Der gesellschaftliche Notstand der Seele 10
Das duale Prinzip in der Schöpfung 14
Das Wesen der Allergie 20
Das Wesen der Angst 29
Der alles bedingende Reflex 33
Eine Allergie der Seele 47
Eine drohende Seuche des 21. Jahrhunderts 52

Segen und Fluch der Moderne 62
Der Moloch Ökonomie 62
Stress und seine Dimension 68
Die digitale Revolution 80
Sucht, eine Form von Sehnsucht 98
Der Raubbau mit den Sinnesorganen 101
Am Anfang war die Angst 108

Die Suche nach Geborgenheit 113
Fußball, die schönste Nebensache der Welt? 113
Ordnung ist das halbe Leben 120

Ausklang 131
Anhang 141
Danksagung 144

Ich widme dieses Buch den unzähligen Menschen,
die mich im Verlauf vieler Jahrzehnte
als Patienten um ärztliche Hilfe ersucht haben.
Sie alle wurden dabei auch zu meinen Lehrmeistern,
denen ich deshalb in besonderem Maße
Erfüllung und Erfolg meines ärtzlichen Wirkens
zu verdanken habe.

Vorwort

Seit Bestehen der Welt hat der Mensch der Schöpfung unzählige ihrer Geheimnisse abgerungen, um sie für sich nutzbar zu machen. Alljährlich werden wir Zeuge davon, wenn eine begrenzte Schar Auserwählter ihrer außergewöhnlichen Klugheit wegen die Trophäe eines Nobelpreises als Dank für eine wissenschaftliche Meisterleistung in Empfang nimmt. Immer mehr entfernen sich jedoch diese bahnbrechenden Entdeckungen vom gewöhnlichen Alltag menschlichen Daseins. Wer von uns spürt denn schon die Gültigkeit der Quantenmechanik oder die gerade gelungene Bestätigung von Einsteins Voraussage der Existenz von Gravitationswellen auf seinen Schultern? Diese nicht direkte Betroffenheit von wissenschaftlicher Brillanz verhindert letztlich ihr tieferes Eindringen in die Gesellschaft.

In der Medizin sieht das (noch) anders aus. Hier treffen preisgekrönte wissenschaftliche Errungenschaften fast immer auf persönliche Betroffenheit, da Gesundheit und Wohlbefinden Kern menschlichen Daseins und wissenschaftlichen Strebens sind. Deshalb bieten sich hier auch abseits nobelpreislicher Klassifizierung Felder für Entdeckungen, die einen hohen Bedeutungsgehalt für jeden Menschen besitzen (können).

So ist der gegenwärtigen bedrohlichen Zunahme der *Depressionen* und des *Burn-out-Syndroms*, vornehmlich in den reichen Industrienationen der Welt, bisher beschämend wenig Beachtung geschenkt worden. Auch wurde anscheinend niemals näher wahrgenommen oder hinterfragt, warum in *den* Ländern, wo noch Not, Armut und Rückständigkeit bestehen, eher Lebenswille, Zuversicht und Fröhlichkeit vorherrschen? Da zudem die Gesundheitsministerien der Industrieländer seit Langem eine stetige Zunahme auch von *Allergien* in ihren Krankheitsstatistiken registrieren, stellte sich mir die Frage nach einem Zusammenhang zwischen diesen Leiden.

Mediziner sehen in *Allergien* eher ein gesundheitliches Ärgernis, dessen Bedrohungspotential sich in Grenzen hält, weil es therapeutisch gut beherrschbar ist. Diese Auffassung hängt mit ihrem ausschließlich *materiellen* Verständnis von diesem Leiden zusammen. *Allergien* haben jedoch eine noch niemandem aufgefallene *immaterielle* Schwester. Und das sind die *Phobien*, die ein identisches Muster im Wesen und ihrer Dramatik besitzen. Sie repräsentieren somit eine *immaterielle* Variante der *Allergien. Ihre* ebenfalls auffällige Zunahme rührt von ihrer engen Verknüpfung mit den *Depressionen* und dem *Burn-out-Syndrom*, den Vorstufen der *Phobien*, her. Diese *immaterielle* Variante der *Allergien* ist für die Betroffenen jedoch wesentlich gefahrvoller als die *materielle*.

Diese wissenschaftliche Entdeckung einer engen Verwandtschaft zweier bisher als selbstständig geltender Leiden erlangt damit hohe volkswirtschaftliche, politische, gesundheitsökonomische, soziale sowie psychologische Bedeutung. Es ist höchste Zeit, diese in ihrer ganzen Tragweite der Öffentlichkeit bekannt und bewusst zu machen, Fährten zu ihrer Wahrnehmung zu weisen und Ratschläge zur Vorbeugung und Therapie zu geben. Das soll Auftrag und Sinn dieses Buches sein.

Der gesellschaftliche Notstand der Seele

Ich war erst 17 Jahre alt, als ich als Soldat in amerikanische Kriegsgefangenschaft geriet, nur einige hundert Kilometer von meinem Elternhaus entfernt. Ich durfte Gott danken, dem Hexenkessel eines grausamen Krieges wohlbehalten entkommen zu sein. Monate später konnte ich Mutter, Vater und drei Geschwister wiedersehen, aber nicht dort, wo ich sie verlassen hatte. Es galt, sich in einer neuen und fremden Umgebung zurechtzufinden.

Es soll ja keine Zufälle geben. Was war es also? Ein gerade neu gegründetes Institut für Tierzucht und Tierverhalten suchte einen Assistenten für den dort tätigen Tierarzt. Es ging um künstliche Befruchtung von Rindvieh. Drei Jahre wurden daraus, in denen ich – ganz unbeabsichtigt – den Grundstein für meinen späteren Weg in der Humanmedizin legen konnte. Die Erfahrungen mit der Kreatur quer durch alles, was lebendigen Wesen in Sachen Gesundheit widerfahren kann, hinterließen bei mir bleibende Spuren.

Als ich Jahre später als Doktor der Medizin die Universität verließ, hatte ich etwas Besonderes im Gepäck, das mein weiteres Leben als Arzt ständig begleiten sollte. Nur einem einzigen der vielen Professoren, mit denen ich es über die Studienjahre hinweg zu tun gehabt hatte, hatte ich das zu danken. Er allein war es, der seinen Studenten das Tor zur Seele jedes Kranken, dem wir in seinen Vorlesungen begegneten, gewiesen hatte. Seitdem wusste ich, dass es kaum ein menschliches Leiden geben kann, an dem die Seele des Kranken nicht beteiligt ist. Meist ist sie sogar die Quelle allen Elends. Warum hatte damals uns Studenten der Medizin dieses nur ein einziger unserer Lehrer zu vermitteln gesucht? Warum fanden sich auch auf meinem weiteren Weg als Arzt so selten Hinweise in der medizinischen Fachwelt, in der nur annähernd so die Bedeutung der Seele bei Krankheitsgeschehen gewürdigt wurde?

Bald durfte ich es erfahren. Die Spur führte ins 17. Jahrhundert. Zu dieser Zeit hatte ein junger Mann die europäische Bühne der Wissenschaft betreten, den man heutzutage einen Shootingstar nennen würde. Er hatte außergewöhnliche Gene in die Wiege gelegt bekommen, die ihm schon in sehr jungen Jahren die Aufmerksamkeit der Gelehrten seiner Zeit eingebracht hatten. Neben seinem Forschungsdrang auf den Gebieten der Mathematik und Physik wollte er auch die Welt kennenlernen, wofür er sich dem Kriegsdienst verpflichtete und an vielen Schlachten auf europäischem Boden teilnahm. Getrieben von hohem Ehrgeiz unterbrach er selbst bei diesem Einsatz seines Lebens nicht das Streben nach Schaffung unanfechtbarer wissenschaftlicher Grundlagen. Insbesondere unterschied er sich von seinem berühmten Zeitgenossen *Francis Bacon (1561–1626)*, der vornehmlich die *äußere* Erfahrung für wissenschaftliche Erkenntnisse priorisierte, während für *René Descartes (1596–1650)*, so sein Name, die *innere* Erfahrung als wesentlicher Ausgangspunkt von

Wissen galt. Der Prozess des Denkens, so seine These, bewahrt uns vor jedem Zweifel und Irrtum im Sein: *Cogito, ergo sum; ich denke, also bin ich.*

Descartes' Ruhm als Naturwissenschaftler und Philosoph ist bis in unsere Tage nicht verhallt. Es blieb ihm dennoch nicht erspart, schon zu seiner Zeit den Zorn von Kollegen bis hin zur Geistlichkeit auf sich zu ziehen, obwohl er ein gottesfürchtiger Mann war. Er war aber eher ein Materialist. Demgemäß galt ihm der Körper tierischer und menschlicher Wesen nicht mit ‚sinnenfälligen' Eigenschaften ausgestattet. Lange hatte er somit auch die Existenz einer *Seele* bestritten, schließlich sich aber bereitgefunden, ihr ein Dasein allein beim Menschen zuzugestehen. Tiere galten ihm als belebte Maschinen ohne jegliches Gefühl, auch ohne Schmerzempfinden. Beim Menschen verlegte er, gemäß seiner mechanistischen Denkweise, die *Seele*, unter der er mehr das *Bewusstsein* verstand, in die – zu seiner Zeit als einziges unpaares Organ im Gehirn geltende – *Zirbeldrüse (Epiphyse)* und sprach ihr denkende Funktion, jedoch ohne Kommunikation mit dem Körper zu. Trotz all dieser Widersprüche wurde er, was er sicherlich am wenigsten beabsichtigt hatte, zum Schöpfer einer bis heute geltenden *dualen* Wissenschaftstheorie. Bestanden doch von nun an zwei Systeme in der Medizin, ein *Körpe*r und eine *Seele.*

Inzwischen wissen wir, dass es neben der *Epiphyse* auch eine *Hypophyse* als ebenfalls unpaares Organ des Gehirns gibt, dazu mit einem weit größeren Wirkungsradius als dem der Epiphyse. Die Medizin nach *Descartes*, man mag es kaum glauben, ist ihm dennoch über die Jahrhunderte in vielfacher Weise treu geblieben. Wir sprechen bis heute von *cartesianischer* Medizin, deren mechanistisches Denken ja auch weiter vorrangig Diagnostik und Therapie unseres gegenwärtigen medizinischen Alltags beherrscht. Somit haben wir weiter ein Problem mit der *Seele* wie zu Zeiten des *René Descartes'*. Die *Seele* noch in der Zirbeldrüse zu suchen, würde natürlich niemandem mehr einfallen. Skeptiker von heute tröstet es aber vielleicht, dass auch die Königin der Naturwissenschaften, die Physik, noch reich an Aporien (Zweifel, Ratlosigkeit) und Aussagen mit Wahrscheinlichkeitswert ist. Zumindest Hundebesitzern würden sich jedenfalls die Haare sträuben, würde man ihrem treuen Begleiter die Existenz einer *Seele* absprechen. Wenn es aber um den Streit geht, ob auch wohl Kleinstlebewesen eine *Seele* besitzen, sollte man sich einmal vergegenwärtigen, dass beim Tod der Königin in einem Termitenstaat die gesamte Schar der *Arbeiter* und *Soldaten* von Stund' an orientierungslos wird, ihre Aufgaben nicht mehr verrichten kann und der ganze Staat in kürzester Zeit zugrunde geht. Bei den Bienen sieht das nicht viel anders aus. Wir begegnen hier einem Geschehen *kollektivseelischer* Natur.

Ohne eine *Seele* hätten wir Menschen jedenfalls keine *Depressionen*, keine *Neurotiker*, keine *Burn-out*-Kranken und vieles andere nicht. Die *Seele* ist eben nur indirekt wahrnehmbar.

Vor Kurzem musste ich bei der Durchfahrt einer kleineren Ortschaft meinen Wagen anhalten. Die Straße war von einem langen Trauerzug besetzt. Ich konnte in die Gesichter der Menschen schauen, die zahlreich an mir vorbeizogen. Ihre Mienen waren von Ernst gezeichnet und viele hantierten mit einem Taschentuch. Nur wenige Straßen weiter war ein Hochzeitszug unterwegs und dort gab es nur strahlende Gesichter. Trauer und Freude sind die wohl auffälligsten Äußerungen seelischer Gegenwärtigkeit.

Bemerkenswert ist, dass sich darin wieder eine *Dualität* zu erkennen gibt, hier in Form einer Gegensätzlichkeit. Solche durchwirken unser Dasein in ungemeiner Vielfalt. Wenn wir uns unter dieser Prämisse nun mit der Frage beschäftigen wollen, die so übrigens noch nie gestellt wurde, auch nicht von der Wissenschaft, ob es einen engeren Zusammenhang zwischen der *Seele* und einer *Allergie* gibt, können wir uns ihrer Beantwortung am besten durch Einbeziehung von *Dualismen* nähern.

Das duale Prinzip in der Schöpfung

Die faszinierendste Gestalt und Funktion des menschlichen Körpers besitzt zweifellos sein Gehirn. Bei ihm begegnen wir einer der wohl bedeutendsten *Dualitäten* der Schöpfung. Wir besitzen nämlich ein linkes und ein rechtes Gehirn. Beide bilden eine selbstständige Funktionseinheit, was Forscher erst im 20. Jahrhundert so richtig nachweisen konnten. Trotz ihrer funktionellen Souveränität sind sie aber durch ein schmales Bündel aus Millionen Nervenfasern, dem sogenannten *Corpus callosum*, miteinander verbunden. Es hat lange gewährt, bis entschlüsselt werden konnte, dass unser linkes Gehirn mehr analytisches und logisches Denken, den Umgang mit Zahlen und der Sprache besorgt und das rechte Gehirn mehr unsere Gefühlswelt, Künstlerisches, Kreativität, Intuition und räumliche Zuordnungen vertritt. Die kaum überschaubare Fülle unterschiedlicher Verhaltensweisen des Menschen ist letztlich die Folge des Zusammenwirkens dieser beiden Hirnhemisphären. Die über Generationen hinweg verbreitete Crux mit der Mathematik in den Schulen hätte es wohl nie gegeben, wenn mathematische Lehrsysteme auch über das rechte Gehirn entwickelt worden wären, wozu es allerdings niemals zu spät sein muss.

Dualität also ein Leitprinzip der Schöpfung und menschlicher Existenz? Alles hat zwei Seiten, sagt man wohl ganz recht. Zum Glück gibt es deshalb ja auch nicht nur kaltes Wasser und noch einen süßen Nachtisch nach etwas Herzhaftem, auch folgt auf Regen immer wieder Sonnenschein. Es gibt aber bedeutendere *duale* Beispiele, die unser Leben prägen: *Liebe-Hass, Gutes-Böses, Harmonie-Disharmonie, Sympathie-Antipathie, Wissen-Glauben.*

Diese Antithesen sind jedoch nur ein Spross *dualen* Geschehens. Das wahre Wesen einer *Dualität* offenbart sich in der Schöpfung nämlich einzig in etwas Einheitlichem, weshalb wir dorthin zurückkehren wollen. Hier erwarten uns weitere Besonderheiten. Nicht nur unser Gehirn besteht aus zwei Teilen, auch das mit ihm verbundene Nervensystem. Diese funktionelle Zweiteilung hat etwas Faszinierendes. Mit dem einen Teil wird uns eine willentlich zu steuernde Möglichkeit für die Inanspruchnahme der Muskulatur unserer Gliedmaßen, unserer Augen und für die Sprache zugestanden. Für mehr allerdings nicht. Doch diese Möglichkeiten sollten nicht unterschätzt werden. Schließlich sind damit das hohe Gut der freien Bewegung und Orientierung in Raum und Zeit sowie unsere gesamte Kommunikation mit der Umwelt verbunden. Ein Schlaganfall führt uns vor, welchen Einbußen wir beim Ausfall dieser Funktionen ausgesetzt würden.

Der andere Teil imponiert durch seine Autonomie, wie bei den Instinkten, die insbesondere das Dasein der Tiere lenken. Mit ihrem Ungehorsam im Paradies haben die beiden ersten Menschen ihren Nachkommen die Bürde der Selbstverantwortlichkeit für ihre Existenz auf Erden auferlegt. Die vom Schöpfer durchschaute Überforderung damit konnte sich nicht deutlicher ausdrücken als in der Schaffung dieses eigengesetzlich agierenden Zweiges unseres Nervensystems. Hier geht es nämlich rund um die Uhr um die Garantierung fehlerloser Funktion all *der* inneren Organe, die primär für die Erhaltung unseres Lebens verantwortlich sind, wozu auch eine ausgeglichene Körpertemperatur oder Druck in unserem Gefäßsystem und vieles mehr gehört. Man stelle sich nur vor, das alles unterstände allein willentlicher Lenkung.

An drei markanten Beispielen menschlicher Existenz lässt sich die Souveränität dieses vegetativen und autonomen Zweiges unseres Nervensystems besonders anschaulich darstellen. Dieses ausschließlich neurohormonal auffassen zu wollen, kann gerne beharrliche Ansicht der Wissenschaft bleiben. Hier gilt es nur festzuhalten, wie wenig der Wille des Menschen beim Schlaf, der Darmfunktion und der Sexualität etwas auszurichten vermag, was zugleich auf eine parallel dazu ablaufende inhibitorische (verhindernde) Aktivität der Seele hinweist.

Einer meiner Patienten stand vor einer wichtigen Prüfung. Er hatte sich vorgenommen, früh zu Bett zu gehen, um am folgenden Tag für ein gutes Abschneiden in einem seiner Hauptfächer gewappnet zu sein. Er scheiterte mit dieser Vorsorge. Die Nacht wurde zum Tage. Je mehr er willentlich den Schlaf erzwingen wollte, umso weiter entglitt er ihm. Zu seiner Überraschung bestand er die Prüfung mit Auszeichnung. So etwas Unerwartetes wird wiederholt von Schlafforschern bestätigt. Hier dominierte zweifellos das Leistungsprinzip, das bei natürlich zu regelnden körperlichen Vorgängen nichts zu suchen hat. Der imperative Stimulus des Schlafenmüssens sorgte dafür, dass es zur sogenannten paradoxen Intention kam, wie das der bedeutende Viktor Frankl (1905–1997) *einst benannt hat. Warum das aber so geschieht, hatte schon* Emil Coué (1857–1926) *plausibel entworfen. Es resultiert das Gegenteil von dem, was beabsichtigt wurde, weil der Wille einem übergeordneten geistigen Akt, der Vorstellungskraft, unterliegt. Mein Patient hatte sich demgemäß vorgestellt, beim Scheitern seines Wunsches, in dieser Nacht tief und erholsam zu schlafen, seine Prüfung am folgenden Tag nicht zu bestehen.*

Auch der Darm lässt sich vom Willen nichts diktieren. Die verbreitete Crux mit einer Verstopfung folgt dem gleichen Mechanismus, häufiger bei der Weiblichkeit.

Das erste Lehrjahr stand an. Eine junge Frau durfte gleich am ersten Tag zu ihrem Chef für ein Diktat. Im gleichen Moment spürte sie einen starken Drang zur Darmentleerung. Sie unterdrückte ihn aus Scham. Als Antwort auf dieses Erlebnis bemühte sie sich am folgenden Tage vergeblich, diese Notdurft schon vor Dienstbeginn zu erledigen. Und damit war der Grundstein zu einer Verstopfung gelegt.

Und was hat der Wille bei der Sexualität zu suchen? *Warum hat wohl Viagra seinen Siegeszug angetreten? Das Scheitern hier ist also vornehmlich Männersache und ein sozialpsychologisches Problem, auf das hier nicht näher eingegangen werden soll.*

Von der Beschränktheit willentlicher Einflussnahme auf vegetative Funktionen ist vor allem der geistige Prozess des Leistungsprinzips betroffen, das demgemäß autonom ablaufende biologische Vorgänge nicht zu steuern vermag.

Ich sprach schon von der nur indirekten Möglichkeit zur Wahrnehmung der Seele. Unsere wechselnden Stimmungen, von denen unsere Befindlichkeit und unser tägliches Handeln in vielfacher Weise bestimmt werden, entsprechen seelischen Vorgängen, die sich aus dem Zusammenspiel beider Hirnhälften mit ihrer Vielfalt neurobiologischer und hormonaler Vorgänge ergeben.

Eine besonders eindrucksvolle *Dualität* der Schöpfung begegnet uns im *Licht*, einem zentralen Element unserer Existenz. Die *Genesis* führt uns dorthin:

Am Anfang schuf Gott Himmel und Erde. Und die Erde war wüst und leer, und es war finster auf der Tiefe, und der Geist Gottes schwebte auf dem Wasser. Und Gott sprach: Es wer-

de Licht. Und es ward Licht. Und Gott sah, dass das Licht gut war. Da schied Gott das Licht von der Finsternis. Und nannte das Licht Tag, und die Finsternis Nacht. Da ward aus Abend und Morgen der erste Tag.

Natur- und Geisteswissenschaft haben sich über die Jahrtausende bis in unsere Gegenwart mit der Genese und Entelechie (sich selbst verwirklichendes, zielgerichtetes Geschehen) des Lichts beschäftigt. Die Gelehrten des 20. Jahrhunderts, Max Planck und Albert Einstein, schufen die Grundlagen für die bis heute gültige *dualistische* Lichttheorie, nämlich einer *materiellen* in Form korpuskularer Einheiten, den Lichtquanten oder Photonen, und einer *immateriellen in Form* elektromagnetischer Wellen und damit komplementären Vorgängen im Sinne der Quantentheorie. Diese doppelte Wesenheit in der Einheit gerade des Lichts unterstreicht die Bedeutung des *dualen* Prinzips in der Schöpfung.

Sehr oft habe ich mich gefragt, ob sich nicht weitere *duale* Phänomene in der Natur verbergen, an denen sich dieses schöpferische Prinzip ablesen ließe? Diese Frage hat mich nicht nur einmal um den Schlaf gebracht, bis sich mir eines Tages etwas offenbarte, das meine Vermutung bestätigte. Es ist die *Allergie*, die wie das Licht *Materielles* und *Immaterielles* in sich vereint, hier *Körperliches* und *Seelisches*. Die *Allergie* hat nämlich eine Schwester, die *Phobie*. Sie verkörpert eine ganz spezielle Form der Angst. Diese Verwandtschaft verblüfft. Um dieses Phänomen in seiner ganzen Weite zu begreifen, ist es erforderlich, beide Geschwister erst einmal näher kennenzulernen.

Das Wesen der Allergie

Die meisten Menschen sind der Meinung, Allergien seien ein Leiden der Neuzeit, bedingt durch die Zivilisation. In Wahrheit gab es sie schon im Altertum. *Ptolemäus*, ein bedeutender Astronom, berichtete schon um 140 n. Chr. von sonderbaren unerklärlichen Erscheinungen am Menschen, die man zu seiner Zeit mit einer Verunreinigung der Körpersäfte in Zusammenhang brachte. Man sprach auch bereits von einer Form von Überempfindlichkeit gegenüber Umwelteinflüssen vielgestaltigster Art. So blieb es weit über das Mittelalter hinweg, bis erst im 20. Jahrhundert eine systematische Forschung darin einsetzte. Die stärksten Impulse dafür lieferte die Infektionslehre, mit der vor allem der Begriff Immunität geschaffen wurde. Sogenannte blockierende Antikörper, spezielle Eiweißkörper, ermöglichen diese Sicherheit gegenüber Erregern aller Art. Darauf basiert auch das gesamte Impfwesen. Aus diesen Erkenntnissen entwickelte sich schließlich ein eigenständiger Forschungszweig, der in der Entdeckung eines der phantastischsten Gewebesysteme in menschlichen, tierischen, ja sogar pflanzlichen Organismen gipfelte, dem *Immunsystem*.

Fritzchen hatte seinen ersten Schultag. Natürlich hatte ihn seine Mutti dorthin begleitet. Als sie am Nachmittag ihren Sohn abholen wollte, sah er nicht mehr so aus wie am Morgen. Sein linkes Auge war verschwollen und die Nase blutverschmiert. Als er seine Mutter erblickte, lief er weinend zu ihr. Fritzchen hatte sein erstes Erlebnis einer Fremdeinwir-

kung hinter sich. Da hatte einer sich stärker gefühlt und den Unterschied von Freund und Feind, wiederum ein antithetischer Dualismus, gleich kundgetan. Diese kleine Episode birgt symbolisch den Keim eines allergischen Geschehens, eines Überfalls auf die körperliche Privatsphäre, die Individualität, das Selbst.

Schon im Wort *Allergie* findet sich eine *Dualität* etymologischer Art (sprachl. Herkunft): *Allos* = ein Anderer, Fremder, *Ergon* = Werk, Kraft. Die allergischen Vorgänge selbst lassen sich ebenso *dual* auffassen, zum einen vom eindringenden Anderen, Fremden her, zum anderen vom Empfänger aus, der fremd, also anders als der Durchschnittsmensch, auf bestimmte Einwirkungen reagiert. Wenn von einer *Allergie* gesprochen wird, denken die meisten an den Heuschnupfen. Das ist auch richtig. Vertritt er doch die häufigste allergische Reaktion, die des sogenannten Soforttyps. Wie viele Typen es sonst noch gibt und was dabei alles passiert, soll uns hier nicht näher beschäftigen. Vielmehr wollen wir uns nur mit dem System vertraut machen, das hinter allen allergischen Vorgängen steht, nämlich besagtem *Immunsystem*, eine der wohl grandiosesten Mitgift der Schöpfung für unser Erdendasein.

Der Begriff *Immunität* ist dem Lateinischen entlehnt und heißt wörtlich übersetzt *ohne Mauer*, also unbefestigt, woraus sich die Bedeutung *Freisein von etwas a*bleitet. Die Medizin hat sich dieses Begriffs bedient, um auszudrücken, dass jemand frei ist von einer Krankheit. Bald bezog sie dieses Wort nur noch auf Krankheiten, die durch Erreger ausgelöst wurden, sogenannte Infektionen. Wer demnach gegen bestimmte Infektionen gefeit ist, ist dagegen *immun*.

Das, was die Arbeiter und Soldaten bei den Termiten leisten, verrichten in unseren Organismen weit winzigere Wesen, nämlich Zellen mit einem vorgegebenen Auftrag im Dienste der Erhaltung unserer Gesundheit sowie der Seele, der eigentlichen ‚Königin'. Die sich dabei im mikrobiologischen Bereich abspielenden Prozesse bedürfen der Fähigkeit, zwischen dem eigenen Selbst und feindlichem Fremden unterscheiden zu können. Das ist die vorrangigste Voraussetzung immunologischer Zellleistungen. Die Blutgruppen, viele andere zelluläre Kompatibilitätskonglomerate (spezifische zelluläre und biochemische Abwehrkomplexe) sowie eine kaum noch überschaubare Fülle spezifischer Zellantigene sind rund um die Uhr die Repräsentanten und Garanten unseres Schutzes gegenüber ebenso wenig noch zu überblickenden Fremdeinwirkungen lebendiger, chemischer oder physikalischer Natur. Jede Zelle des Immunsystems ist in ihrer Spezifität einzigartig. Ohne eine enge Zusammenarbeit würde nichts funktionieren. Für das Verständnis untereinander sorgen wiederum Zellen, aber auch Signalstoffe als Boten. Es verwundert nicht, wenn hier von Intelligenz gesprochen wird, zumal dabei auch Gedächtnisleistungen von Zellen erbracht werden.

Solche Fähigkeiten sind nötig, weil auch bakterielle oder virale Feinde des Menschen diese Eigenschaften besitzen. Bestimmte Viren und Bakterien vermögen sich sogar mit der Intelligenz des Menschen zu messen. Sie können ihre

Gestalt oder den Bauplan ihres Körpers verändern und Stoffe bilden, die sie unempfindlich machen gegen die Waffen des Immunsystems sowie die der Pharmakologen und Chemiker. Das ist auch der Grund, weshalb Jahr für Jahr Impfstoffe neu konzipiert werden müssen.

Wegen seiner hohen Bedeutung ist das Immunsystem derart postiert, überall schnell zur Stelle sein zu können. Demgemäß hat es vielfältigste Verbindungen mit den Blut- und Lymphgefäßen, dem Bindegewebe, der sogenannten Matrix, dem zentralen und vegetativen Nervensystem sowie den Hormondrüsen. Hier findet ein ständiges Geben und Nehmen zur Garantierung zuverlässiger Leistung im Dienste existentieller Sicherheit statt. Jeder Mensch bekommt bei seiner Geburt dieses hoch qualifizierte organische Netzwerk geschenkt, allerdings nicht in einer genormten Ausführung, was mit unseren Genen zusammenhängt. Bei keinem noch so klugen Professor können wir deshalb präzise erfahren, wie viel Kapazität unser immunologischer Akku besitzt. Wir können aber selbst erheblich zu seiner Lebensdauer beitragen, worüber wir noch ausführlich sprechen werden. Soviel kann ich aber schon verraten. Wenn der Akku überlastet wird, verstehen alle Zellen unseres Körpers keinen Spaß. Sie beginnen sofort verrücktzuspielen, indem sie eigenes Körpergewebe angreifen, es sogar zerstören können und manches Chaotische mehr.

Die schon erwähnte *Immunität* gegen Infektionen vollbringen spezielle Eiweiße, sogenannte Antikörper, unter Hinterlassung einer absoluten Blockade gegen neue Eindringlinge. Einen solchen Dauerschutz gibt es bei den

Allergien leider nicht, weshalb Allergiker zeitlebens ihre spezifische Überempfindlichkeit nicht verlieren. Erst im fortgeschrittenen Alter können diese Vorgänge ermüden und von der lästigen Symptomatik befreien. Die Auffassung mancher Allergologen, Allergien seien deswegen eine biologische Fehlleistung, ist verständlich, aber zu kurz gedacht. Sie haben nämlich eine hohe Bedeutung zu unserem Schutz vor weit Schlimmerem (s. Abb. 1 S. 141).

Allergien waren einmal ein überwiegend individuelles, vornehmlich genetisch bedingtes Leiden, also eine Hinterlassenschaft unserer Vorfahren. Die Palette von Allergenen war zu dieser Zeit noch recht übersichtlich und meist organischer Herkunft. Heute werden Allergien angesichts der rasanten technischen Entwicklung sowie des vielfachen Wandels unserer Umwelt in der Mehrzahl erworben. Es resultiert daraus sozusagen eine allergene Pluripotenz (vielgestaltige allergisierende Möglichkeit) für fast alles Dingliche und Organische. Das hängt vor allem mit der Zunahme der Feinstaubbelastung unserer Atmosphäre und der Entwicklung der *Nano*technologie zusammen, einer inzwischen geschaffenen technischen Möglichkeit, Partikel von der Größe eines milliardstel Meters herzustellen.

Gerade im Lebensmittelbereich werden unter Zuhilfenahme von *Nano*partikeln Produkte wie in einer Science-Fiction-Welt geschaffen. Mittels Mikrowellentechnik und Anwendung unterschiedlicher Hitzegrade können Produkte verschiedenster Geschmacks- und Farbqualitäten ‚gezaubert' werden. Die bei diesem extremen Minimierungsprozess entstehenden Kleinstpartikel erhalten durch das damit veränderte Verhältnis von Oberfläche zum Volumen Eigenschaften, die so in der Natur noch niemals gefunden wurden. Auch die elektrische Leitfähigkeit von Gegenständen, die Nanopartikel enthalten, verändert sich, sie können sogar magnetisch werden. Die Nanotechnologie lässt sich in verschiedenster Hinsicht mit der Gentechnik vergleichen. Beide gehören zum Kreis revolutionärer Schlüsseltechnologien des 21. Jahrhunderts und beide besitzen den Makel, sich einer zeitlichen und sonstigen Berechenbarkeit hinsichtlich ihrer Auswirkungen auf den Menschen, ihrer diagnostischen Erfassung und therapeutischen Erschließung noch weitgehend zu entziehen.

Nichtsdestotrotz enthält, fast selbstverständlich, eine nicht mehr überschaubare Zahl unserer Nahrungsprodukte, unserer Putzmittel, Kosmetika oder Medikamente Nanopartikel. Natürliche Farbstoffe, Aromen und Vitamine, in Nanokapseln eingehüllt, werden inzwischen ganz selbstverständlich Lebensmitteln und Getränken beigemischt, wodurch sich deren Farbe, Geschmack, Konsistenz, Aussehen und Lagerfähigkeit vollständig verändern und verlängern lassen können. Wen wundert's noch, wenn solche Manipulationen und Täuschungsmanöver heutzutage obendrein auch noch mit Patenten und fürstlichen Honoraren gekrönt werden? Die von der Schöpfung geschaffenen natürlichen Barrieren für Fremdeinwirkungen aller Art, insbesondere die Blut-Hirnschranke, können von Nanos mühelos überwunden und zu einem gesundheitlichen Risiko ungeahnten Ausmaßes mit Langzeitwirkung werden. Wieweit damit die schon recht auffällige Zunahme der Entwicklung einer Demenz oder der Alzheimererkrankung in einen Zusammenhang gebracht werden kann, wird die Forschung hoffentlich bald beantworten können.

Es bedarf nun keiner großen Fantasie mehr, sich vorzustellen, welchen idealen Nährboden und welche Transportmöglichkeit Pollen und die Fülle aller neuen Allergene im Feinstaub und Nanos vorfinden. Allergien hätte schon längst eine – bisher so kaum gewürdigte – teleologisch (zielgerecht, zweckgemäß) ausgerichtete Bedeutung zugemessen werden müssen. Und unserer Gesellschaft täte not, sie unverzüglich als unverzichtbaren Wächter, ja als Indikator für Überschreitungen der Toleranzschwelle immunologischer Kapazität angesichts einer wohl nicht mehr aufzuhaltenden Flut immer neuer Reizeinflüsse vielgestaltigster Art aufzufassen. Dann würde auch eher wahrgenommen, dass unter dem Begriff *Allergie* bisher stets nur etwas *Materielles, Strukturelles*, also *Körperliches* verstanden wird.

Seit dem Tag jedoch, an dem sich in den siebziger Jahren des vergangenen Jahrhunderts in einer ärztlichen Praxis folgendes überaus Merkwürdige abgespielt hatte, kann und sollte diese Auffassung nicht mehr aufrechterhalten werden:

Eine ihrem Arzt seit Jahren bekannte Patientin mit einer ausgeprägten Rosenallergie betrat das Sprechzimmer. Ihr Blick fiel auf den Schreibtisch des Arztes, wo eine Vase mit einem üppigen Rosenstrauß, jedoch einem künstlichen Imitat, stand. In wenigen Sekunden erlitt die Dame einen bedrohlichen Asthmaanfall, den der Arzt nur unter sofortiger Injektion eines hochwirksamen Antiallergikums beherrschen konnte.

Zu diesem Vorfall gehört ein nicht minder dramatisches Ereignis, das ebenfalls zu dieser Zeit stattgefunden hatte:

Wissenschaftler in einem medizinischen Labor trauten ihren Augen nicht, als sie zunächst im Tierversuch und kurze Zeit später auch beim Menschen spezifische Zellveränderungen in deren Immunsystem entdeckten, nachdem sie diese Wesen in einen hochgradigen Erregungszustand versetzt hatten.

Was verraten uns diese beiden Szenen aus einer ärztlichen Praxis und dem Labor von Forschern? Die Sichtbarmachung geistig-seelischer Vorgänge im Mikroskop glich einer Sensation. Wurde doch damit nicht allein *René Descartes* des Irrtums überführt, sondern die bereits von *Hippokrates (460–375 v. Chr.)* und vielen Ärzten nach ihm bis in unsere Tage vertretene Gewissheit eines engen Zusammenhangs zwischen *körperlichen* Leiden und der *Seele* bestätigt. Bald nach dieser Entdeckung wurde deshalb eine neue medizinische Disziplin aus der Taufe gehoben, die *PsychoNeuroImmunologie (PNI).* Das wiederum hatte zur Folge, dass heute jede Universitätsklinik und jedes größere Krankenhaus auch über eine *psychosomatische* Abteilung verfügen.

Nicht nur der Medizin, sondern der gesamten menschlichen Gesellschaft eröffnete diese Entdeckung ein völlig neues existentielles Selbstverständnis. Denn die nun vorliegende Gewissheit, dass das Dasein menschlicher und tierischer Wesen vom Zusammenwirken psychischer, neurobiologischer, hormonaler, vor allem aber auch immunologischer Vorgänge gesteuert wird, konnte die Vielfalt der sich daraus ergebenden medizinischen und gesellschaftlichen Konsequenzen nur ahnen lassen. Bald beteiligten sich demgemäß an der wissenschaftlichen Erkundung dieser neuen Disziplin neben den Immunologen Endokrinologen, Physiologen, Pharmakologen, Psychologen, Psychiater und Philosophen.

Inzwischen ist nun schon ein halbes Jahrhundert vergangen. Schauen wir auf die gegenwärtige Bilanz hinsichtlich einer Integrierung der *PNI* in den medizinischen Alltag, herrscht tiefe Ernüchterung vor. Nur in wenigen Praxen der niedergelassenen Ärzteschaft, Universitätskliniken oder anderen Krankenhäusern ist etwas von den geschilderten dramatischen Erkenntnissen zu spüren. Apparative Medizin im Kleid modernster elektronischer und digitaler Technik prägt, gewissermaßen im Geiste *René Descartes'*, mehr denn je die Begegnung zwischen Arzt und Patient, denen dazu noch zunehmend die gegenseitige Sicht durch zwischen ihnen immer mehr postierte Monitore genommen wird. Angesichts der Tatsache, dass etwa achtzig bis neunzig Prozent aller an Ärzte herangetragene Leiden funktioneller Natur, also nicht organisch bedingt sind, sollte diese Fehlanzeige nicht allein Medizinern, auch Politikern, ja der ganzen Gesellschaft weit mehr als bisher zu denken geben. Was nützt es denn Patienten, wenn ihnen mittels modernster und perfektioniertester Technik angesichts Fehlanzeige organischer Veränderungen Gesundheit attestiert wird, sie jedoch mit ihren weiter bestehenden Beschwerden allein, wenn nicht gar im Stich gelassen werden?

Um darauf eine gewissenhafte und schlüssige Antwort geben zu können, müssen wir uns erst noch der Schwester der Allergie zuwenden.

Das Wesen der Angst

Seit dem Verlust des Paradieses durch sträflichen Ungehorsam hatte sich der Mensch die kaum tragbare Last eigener Verantwortung für sein leibliches Wohl eingehandelt. Das wog umso schwerer, weil dieser Homo sapiens von nun an auch der Vergänglichkeit überführt worden war. Augenblicklich regte sich in ihm von nun an ein sonderbares, bis dahin völlig unbekanntes Gefühl, dem er den Namen *Angst* gab. *Sicherheit* und *Geborgenheit* standen deswegen bald auf seiner Wunschliste ganz oben. Zur Erfüllung dieses Wunsches war ihm, was er zunächst kaum begriff, wiederum die *Angst* an die Hand gegeben worden. Ohne *Angst* würde nämlich alles auf Erden in ein Chaos münden. Es fehlte das entscheidende Regulativ für ein friedliches Miteinander. Wer deshalb kundtut, er habe keine *Angst*, weiß wirklich nicht, was er da sagt. Fragt man nun die Menschen, ob sie *Angst* vor dem Tod haben, verneinen die meisten das. Schnell ergänzen sie aber, dass sie nur vor dem Sterben Furcht hätten, und zielen damit auf die Gefahr des Erduldenmüssens schwerer Leiden oder eines unwürdigen Schicksals jenseits dieser Welt.

Es stellt sich nun nur noch die Frage, wer für die Angst im menschlichen Organismus zuständig ist? Natürlich ist es die *Seele*. Was *Schmerzen* für den *Körper* sind, ist *Angst* für die *Seele*. *Angst* ist also der *Schmerz* der *Seele*.

Neben der realen Angst eines jeden gegenüber leiblicher Bedrohung von außen sind die inneren Ängste jedoch grundverschieden. Der Mensch ist ein Individuum. Herrschen

Sicherheit, Sinnhaftigkeit und *Harmonie* in seiner *Seele*, hat er gewöhnlich keine Angst, sondern ein sogenanntes *Urvertrauen* in die Welt. Sind diese Bedingungen jedoch nicht gegeben, befallen ihn Ängste.

Trotz derer individuellen Vielfalt lassen sie sich nur vier Grundmustern zuordnen. *Fritz Riemann* (1902–1979) hatte das frühzeitig erkannt und in folgender anschaulicher Ordnung niedergelegt. Danach ist der *Mikrokosmos* Mensch untrennbar mit den Naturgesetzlichkeiten des *Makrokosmos* verbunden. Und somit sind auch die Ängste, wie der Erdball, mit zwei Polen ausgestattet, also wiederum nach dualem Muster an zwei Gegensätzlichkeiten gebunden:

- zum einen an *Geben* und *Nehmen*,
- zum anderen an *Beharrung* und *Wandel*.

Die sich daraus ergebenden vier Verhaltensweisen lassen sich schnell erfassen, wenn wir sie als Fragen formulieren. Für die erste Gegensätzlichkeit lauten dann nur zwei Fragen:

- *Musst du etwas geben aus Angst vor Liebes- bzw. Zuwendungsverlust?*
- *Musst du etwas nehmen trotz Angst vor Hingabe mit Ich-Verlust?*

Die Psychologie bezeichnet die Angst vor Liebesverlust und den daraus resultierenden Drang, sich mit übermäßigem Geben Liebeszuwendung zu verschaffen, als depressive Persönlichkeitsstruktur, die nichts mit dem psychiatrischen Depressionsbegriff zu tun hat.

Die Angst vor Hingabe und durch (An-)Nehmen sich abhängig von jemandem zu machen und dabei sein Ich zu verlieren, nennt die Psychologie eine schizoide Struktur.

Für die zweite Gegensätzlichkeit lauten die beiden Fragen: *Musst du auf etwas beharren, es versuchen festzuhalten, aus Angst vor Wandel oder Veränderung?*

Musst du dich verändern und loslassen von Gewohntem aus Angst vor Beharrendem, vor Festhalten an etwas und damit vor Verlust an Freiheit?

Die Psychologie spricht im ersten Fall von der zwangsneurotischen Struktur, die ungern Gewohntes und Vertrautes verlässt, auch Traditionen schätzt.

Und die übermäßige Neigung zu schnellem Wechsel, zu Neuem, Anderem, bis hin zur Unverbindlichkeit, sogar zu mangelnder Verlässlichkeit, bezeichnet sie als hysterische Persönlichkeit. Auch hier ist dieser psychologische Begriff von der psychiatrischen Hysterie zu unterscheiden.

Wer sich diese Skala einprägt, vermag recht unkompliziert seinen eigenen Typus und den seiner engeren Bezugspersonen einzustufen. Jeder von uns gehört nämlich bis zu einem gewissen Grade zu einer dieser vier Strukturen, ohne damit gleich als neurotisch oder seelisch auffällig zu gelten. Das wäre erst der Fall, wenn die Fragen mit einem betonten *JA* beantwortet werden müssten.

Es gibt kaum eine innere Angst, die sich nicht einer dieser vier Grundängste, nämlich vor *Liebesverlust, Ich-Verlust, Ver-*

trautheitsverlust und *Freiheitsverlust*, zuordnen ließe. Diese Strukturen sind ziemlich gleichmäßig in der Menschheit verteilt und würzen somit das gesellschaftliche Miteinander. Begabungen für etwas, die jeden Menschen in irgendeiner Hinsicht auszeichnen, können mit ihnen in eine gewisse Verbindung gebracht werden. Jeder kann gedanklich damit experimentieren, um die Hintergründe eigenen Handelns oder das seiner Mitmenschen, gerne auch das von Politikern, zu erklären. Ich sehe hier eine Verwandtschaft zur Artenvielfalt im Pflanzen- und Tierreich.

Wer zu den eindeutigen *JA* Sagern bei den einzelnen Strukturen gehört, wird es vornehmlich Erlebnissen und Einflüssen seiner Kindheit, Jugendzeit sowie seiner Erziehung zu verdanken haben.

Noch einmal soll betont werden, dass die Angst zum unabdingbaren Bestandteil menschlicher Existenz gehört, ja gehören muss. Allein daraus lässt sich die zentrale Position der *Seele* ableiten.

Die *Phobien* sind eine besondere Form der *Angst*. Sie sind nämlich ausnahmslos zielorientiert, also auf bestimmte Objekte ausgerichtet und werden deshalb gesondert als *Furcht* (Griechisch *Phobos)* bezeichnet. Die Objekte können spezielle Lebenssituationen, eine veränderte Umgebung, Personen, tierische Wesen, am häufigsten Hunde, Spinnen oder Schlangen, und schließlich auch dinglicher Natur sein. Es gibt darüber eine Fülle wissenschaftlicher, auch belletristischer Literatur. Nirgends erfährt man dort jedoch Genaueres über die entscheidendsten Zusammenhänge oder das Zustandekommen dieser spezifischen Angstform, von der ein jeder von uns schon morgen befallen werden kann. Deswegen wollen wir uns nun diesen Phänomenen mit gesteigerter Aufmerksamkeit zuwenden.

Der alles bedingende Reflex

Ich befand mich noch in den ersten Semestern meines Medizinstudiums, als ich eine Vorlesung besuchte, in der ein Film über Alkoholisierung von Katzen gezeigt wurde. Damals konnte man sein Studium in hohem Maße noch selbst mitgestalten. Diese Freiheit entsprach dem, was einst den Begriff Universität geprägt hatte, heute jedoch durch Verschulung von sich über Jahrhunderte bewährten traditionellen Studiengängen mittels Bachelor- und Masterabschlüssen unter beabsichtigter Vermittlung mehr technisch abrufbarer, selektiert festgelegter und somit schließlich begrenzter Wissensinhalte zunichtegemacht wird. Auch die eingeführte Pisahysterie ins Schulsystem unserer Jugend gehört hierher. Alles ist nachzulesen im schon 2007 erschienenen Buch *Ware Bildung* von *Jochen Krautz*.

Es lohnte sich jedenfalls zu meiner Zeit noch, die Offerten im ausführlichen Vorlesungskatalog oder am Schwarzen Brett zu studieren, um auf Angebote zu stoßen, die Neugier weckten und Aussicht auf Erweiterung von Wissen über

Grenzen des eigenen Studienganges hinweg versprachen. Wir sollten uns deswegen mehr dafür interessieren, wer eigentlich so besonders auffällig an einer Verhinderung mehr universal gebildeten Nachwuchses interessiert ist und aus welchen Gründen?

Hier hatte also ein Verhaltensforscher ein Angebot gemacht, das Interessantes zu vermitteln versprach. Der Film war das Produkt eines Instituts für Verhaltensforschung der Universität Wien. Er war so spannend, dass er mir bis heute in lebendiger Erinnerung geblieben ist und auch in unseren Tagen noch Staunen zu erregen vermag. Mit keiner anderen Species wäre das Experiment wohl kaum so gelungen wie mit Katzen verschiedener Rangordnung.

Ich sehe noch die neun mit *Milch* und *Alkoholzusatz* gefüllten Näpfe vor mir und den zehnten, der nur mit *reiner Milch* irgendwo dazwischen postiert worden war. Jedes der hungrig gelassenen Tiere hatte in Sekundenschnelle diesen zehnten Napf entleert und alle neun anderen nach Geruchskontrollen verschmäht.

Nach diesem ersten Durchgang wurden den Tieren *Fischbrötchenwürfel* mit ihrem verlockenden Duft offeriert, die hinter einem schwenkbaren Lukendeckel ausgelegt waren, sodass ein Arbeitsgang mit der Schnauze zur Öffnung erforderlich wurde, um an den Leckerbissen zu gelangen. Auch hier gab es keine Probleme. Jetzt wurde der Schwierigkeitsgrad zur Futtergewinnung erhöht durch *Licht-* und *Tonsignale*, die erst ausgelöst bzw. abgewartet werden mussten. Die Intelligenz der Katzen bewältigte auch diese Aufgaben in recht kurzer Zeit.

Dann aber wurde bei der Anhebung des Lukendeckels in immer kürzeren Abständen ein sehr *scharfer, schmerzender Luftstrahl* ins Antlitz der Tiere geleitet, was anfangs die Bereitschaft zum Öffnen des Deckels noch erhielt, zumal immer wieder durch gelegentliches Ausbleiben des Strahls der Happen gelang. Mit *zunehmender Frequenz* der Reizaussendungen kam es dann aber zu schwerer *Neurotisierung* der Tiere, sodass sie schließlich in *Lethargie* verfielen und ihre Aktivitäten zur Futterbeschaffung vollständig aufgaben.

In dieser Situation wurden nunmehr wieder zehn Näpfe aufgestellt, in denen dieses Mal *nur ein einziger Napf alkoholisierte Milch* enthielt und jetzt *die übrigen reine Milch*. Letztere wurden dieses Mal verschmäht und nur der Napf mit Alkoholzusatz entleert. Kurze Zeit danach begannen die Katzen wieder mit ihren Arbeitsgängen zur Futterbeschaffung, ignorierten den Luftstrahl sogar und holten sich wieder ihre Leckerbissen. Nach baldigem Abklingen der Alkoholwirkung verfielen sie wieder in Passivität, suchten eine Ecke des Käfigs auf, um sich dort niederzulegen und rangniederen Artgenossen ungerührt zuzusehen, wie diese Fischbrötchenwürfel, die nunmehr freiliegend dargeboten wurden, verzehrten.

In diesem Film wurden zum einen der hohe Grad an *Lernfähigkeit* von Katzen, im Weiteren der Prozess sogenannter *Konditionierungen* und schließlich eine Form von *Instinkt* bei einem Tier höherer Rangordnung faszinierend präsentiert, nämlich durch Verzehr einer Droge *Stress* vermindern zu können. Die neurotisierten Tiere benötigten nach dieser Prozedur eine sich über viele Wochen hinziehende intensive Zuwendung, ja mit Liebe durchgeführte Therapie, um wieder Zutrauen zu Menschen und der Umwelt zu gewinnen.

Der Film basierte auf einer Entdeckung des berühmten russischen Forschers *Iwan Petrowitsch Pawlow (1849–1936)*, der sich intensiv mit der Physiologie von Verdauungsvorgängen befasst und dafür im Jahre 1904 den Nobelpreis für Medizin erhalten hatte. Kurze Zeit später gelang ihm bei seinen Versuchen eine Entdeckung, die ihn vielleicht sogar noch berühmter gemacht hatte. Sie wurde Grundstein eines eigenen Forschungsbereichs für seelische Erkrankungen. Es handelte sich bei diesem Fund wiederum um ein *duales* Geschehen, das sich wie ein roter Faden durch die Seiten dieses Buches zieht.

Pawlow hatte sich besonders für das Phänomen natürlicher Reflexe interessiert, die nicht allein Schutzfunktion ausüben wie beispielhaft beim *augenblicklichen* Lidschlussreflex angesichts eines starken Luftstoßes auf die Augen, sondern deren Mechanismus viele physiologische Abläufe in menschlichen und tierischen Organismen auszeichnet.

Bei seinen Forschungen am Verdauungssystem verfolgte *Pawlow* an Hunden die natürliche, reflektorisch ausgelöste Produktion von Speichel angesichts der Präsentierung von Fleischnahrung. Sehr bald fiel ihm auf, dass ein dabei parallel ablaufender *zweiter Reiz*, in diesem Falle war es das Läuten einer Glocke, nach einer gewissen Anzahl von *Wiederholungen* von sich aus, also ohne Präsentierung von Fleischnahrung, ebenso die Speicheldrüsen zur Tätigkeit anzuregen vermochte. Er bezeichnete diesen Vorgang als *be-dingten Reflex* im Gegensatz zu den natürlichen, also *un-bedingten Reflexen*. Das Ding, um das es bei dieser Namensgebung ging, war die Glocke. *Pawlow* reihte sich mit dieser Erkenntnis in die Garde der Befürworter psychischer Präsenz bei physischen (somatischen) Abläufen ein. Auch Sprechen und Denken, sagte er, seien Reflexketten einer höheren Ordnung, deren Existenz durch die Ausbildung eines zweiten Signalsystems erlebbar gemacht werden könne. Psychologie sei so in eine Physiologie der Konditionierung überleitbar.

Pawlows Entdeckung löste in der Folge eine Flut experimenteller Konditionierungsversuche aus, die insbesondere in den USA betrieben und zur Grundlage einer darauf aufbauenden Variante psychotherapeutischer Verfahren wurden, der *Verhaltenstherapie*. Dabei trat zutage, dass ein hoher Prozentsatz menschlicher und tierischer Verhaltensweisen, aber auch Sympathien und Antipathien, Folge, besser Erzeugnis, irgendwann unbewusst durchlebter *dualer Geschehnisse* war, die die Verhaltensforscher als *bedingte (Lern)Vorgänge* interpretierten. Solche, auch traumatisch erfolgtn Vorgänge physischer, emotionaler oder kognitiver Natur, sagten sie, müssen irgendwann von jedermann erlebt, also erlernt werden, um mit ihnen *assoziativ* das Leben meistern zu können. Daher stammt wohl auch der Wunsch, Ärzte müssten eigentlich alle schweren Krankheiten einmal selbst durchgemacht haben, um ihren Patienten wirkungsvoller zur Seite stehen zu können.

Ein dreijähriges Kind beschäftigte sich gerade mit seinem Lieblingstier, einem Hamster, als plötzlich eine kostbare Vase in unmittelbarer Nähe des Käfigs mit großem Krach zu Boden ging und in tausend Scherben endete. Das Kind war danach kaum noch zu beruhigen und geriet immer wieder in Weinkrämpfe. Von diesem Tage an mied es die Nähe des Käfigs und entwickelte eine Abneigung, ja sogar Furcht vor seinem Hamster.

Dieses und ähnliche Ereignisse können bei fast jedem Menschen dann zu einer zukünftig dauerhaften Abneigung gegen alles, was sich pelzig anfühlt, führen.

Die Dualität des Geschehens durch einen *be-dingten Reflex* tritt in diesem Beispiel deutlich zutage. Was diesen Vorgang jedoch wesentlich von *Pawlows* Versuchen unterscheidet, ist zum einen die Intensität seines Geschehens, zum anderen der nur einmal stattgefundene Schreckreiz, also ohne Wiederholungen, um hier bei dem Kind schon eine dauerhafte Veränderung seines Empfindens und Verhaltens zu bewirken.

Die erwähnte Verhaltenstherapie bei *Phobien* arbeitet auch mit Maßnahmen belohnender oder bestrafender Art, wie wir sie ja bei dem Katzenexperiment kennenlernen konnten, um Verhaltensweisen beeinflussen, Fehlverhalten oder andere Störungen wieder verlernen und damit umfunktionieren zu können.

Dieser Exkurs in die Welt des *Iwan Petrowitsch Pawlow* ist notwendig gewesen, um begreifen und nachvollziehen zu können, worum es nun im Weiteren geht. Die geschilderte Reaktion des Kindes mit seinem Hamster lehrt uns jedenfalls, dass der *bedingte Reflex* zum Verständnis auch für *seelische ‚Bedingtheiten'* taugt:

Clara war 17 Jahre alt, als sie nach Schulabschluss ihre erste Lehrstelle antrat. Sie hatte einen eigenen kleinen Büroraum bekommen, um dort ungestört ihr zugeteilte und auf Gewissenhaftigkeit angewiesene Aufgaben erledigen zu können. Ein kurzes Anklopfen, dem gleich die Öffnung der Tür folgte, riss sie aus ihrer ersten Konzentration. Ihr Blick fiel auf einen jungen, blendend aussehenden Mann, der wohl nur neugierig war, wer da wohl jetzt zum Team gehören würde. Der Schreck über den plötzlichen Besuch ließ das Blut in Claras Kopf schießen. War es nur der Schreck oder auch das Aussehen dieses jungen Herrn? Jedenfalls ärgerte es sie ungemein, dass ihr Erröten mit Gewissheit sichtbar geworden war und Folgen haben könnte.

Es währte nicht lange, bis sich abermals die Tür öffnete, dieses Mal sogar ohne vorheriges Anklopfen. Wieder war es ein junger Mann, dessen Aussehen jedoch nicht im Entferntesten mit dem des vorangegangenen Besuchers konkurrieren konnte. Das nützte aber gar nichts, um erneutes Erröten zu verhindern. Und so nahmen die Dinge ihren Lauf im Sinne des bedingten Reflexes. Bald waren es nicht mehr nur junge Männer, sondern jede Person, die den Raum betrat, vermochte den Errötungsreflex auszulösen. Clara litt somit seit diesen Erlebnissen an einer ‚Erythrophobie', also einer Furcht vor Erröten.

Wir haben soeben ein typisches Beispiel für die besagte spezielle Angstform kennengelernt, also eine gezielte und objektbezogene. Zur Unterscheidung von allgemeiner, sogenannter frei flottierender Angst, wird sie, wie schon erfahren, als *Furcht*, im Fachjargon *Phobie*, bezeichnet. Die Bewusstwerdung, mehr noch die sich daraus entwickelnde ständige Bewusstheit dieser Furcht, steigert sie erst richtig und hat zur Folge, dass daraus dann eine *Phobophobie* entstehen kann, sozusagen eine *Angst vor der Angst*, genauer also eine *Furcht vor der Furcht*, hier demgemäß vor dem Erröten, was bei Clara obendrein durch Berührung auch der Schamgrenze noch gesteigert wurde.

Clara hat uns ein Beispiel für eine einfache, hinsichtlich Ursache und Wirkung lineare, gut verfolgbare Form einer *Phobie* geliefert. Etwas komplizierter wird es bei der folgenden Geschichte:

Martin, ein junger Kollege, der sich noch in klinischer Ausbildung befand, suchte mich wegen akut aufgetretener Schwindelzustände auf, die ihm inzwischen die Ausübung seiner beruflichen Pflichten erheblich erschwerten.

Sich chronifizierende Schwindelzustände gehören zur Gruppe vielfältig zu deutender Störungen und bedürfen deswegen einer ausführlichen Diagnostik. Nachdem all diese keinen organischen Befund ergeben hatten, galt es, die wahre Ursache dieses Schwindels zu finden. Dazu bedurfte es Zeit, Empathie, Erfahrung und Fachkenntnisse. Wie es mit der Zeit und Empathie in den Zimmern von Ärzten, Psychotherapeuten oder Psychologen heute bestellt ist, wissen die meisten von uns. Kein Wunder also, wenn solche Leiden immer chronischer und therapieresistenter werden.

Es stellte sich bei Martin etwas heraus, an das gewöhnlich bei diesem sogar recht häufig auftretenden Symptom stets kaum gedacht wird. Ich frage deshalb Menschen mit dieser

Symptomatik zunächst immer, was denn Schwindel eigentlich ausdrückt? Die wenigsten wissen darauf eine spontane Antwort. Auch Martin war darum verlegen. Ich musste ihn also erst darauf hinweisen, dass Schwindel in vielfacher Form Unsicherheit verrät und deshalb im Leben dieser Menschen meist schon häufiger eine Rolle gespielt hatte.

Als ich das kundgetan hatte, erfüllte ein lautes Stöhnen den Raum und im Geständnis mündete, dass sein Schwindel erstmalig in der *Nacht aufgetreten war, in der er den ersten Nachtdienst in seiner Klinik übernehmen musste. Angst also vor der Verantwortung für das Leben vieler Patienten, die in dieser Nacht nun allein auf seinen Schultern lastete, hatte dieses Symptom im Sinne eines symbolischen Geschehens ausgelöst. Daran hatte auch die Versicherung Martins Chefs nichts zu ändern vermocht, in bestimmten Notfällen selbstverständlich Rücksprache mit ihm auch in tiefer Nacht halten zu dürfen.*

Die Last der Verantwortung war hier der konditionierende Faktor für den sich daraus entwickelten Schwindel, der schließlich mittels besagter Bewusstwerdung *phobische* Züge annahm, eben im Hinblick auf den nächsten Nachtdienst.

Noch Komplizierteres liefert uns das folgende Drama:

Sebastian, ein Patient im besten Mannesalter, eröffnete mir eines Tages, dass er seit einem sehr aufregenden Erlebnis nicht mehr in der Lage sei, mit seinem Wagen eine Autobahn zu befahren. Er benutze schon seit Wochen nur noch Landstraßen. „Das kostet mich viel Zeit, die ich aber gar nicht habe", klagte er. Er bearbeite in sehr verantwortungsvoller

Position Aufträge, bei denen es stets um sehr hohe Geldsummen gehe. So auch bei dem Auftrag, der zu seiner jetzigen Situation geführt hatte.

Es ging dieses Mal um den Abschluss eines Geschäftsauftrages in mehrfacher Millionenhöhe. Demgemäß war der Druck gegenüber der Konkurrenz enorm hoch. Obendrein sollte der Abschluss zügig erfolgen.

„Ich befand mich also am besagten Tage unter hohem Stress, zum einen hinsichtlich der unbedingten Einhaltung der verabredeten Zeit, zum anderen einer erfolgreichen Erledigung meines Auftrages. Ich geriet zu meinem Entsetzen auf der Autobahn in einen nicht vorhersehbaren Stau, der ein pünktliches Eintreffen am besagten Ort hochgradig gefährdete. Ich steckte mir eine Zigarette nach der anderen an, als mich plötzlich ein stechender Schmerz in der Herzgegend befiel und in Panik versetzte. Ich steuerte meinen Wagen vorsichtig aus der Autoschlange heraus auf den Standstreifen, weil ich mich dem Tode nahe fühlte. Als der Stau sich nach etwa einer Viertelstunde wider Erwarten plötzlich aufzulösen begann, wurde ich gezwungen, zu handeln, nämlich meinen Wagen möglichst schnell wieder in die Kolonne der gestauten Fahrzeuge einzufädeln. Ich weiß nicht mehr die Einzelheiten, wie ich es dann geschafft hatte, noch rechtzeitig mein Ziel zu erreichen. Auch meinen Auftrag hatte ich erfolgreich erledigen können, bis mich bei der Rückkehr zu meinem Wagen ein Panikanfall mit Schweißausbruch und Übelkeit befiel nur bei dem Gedanken, wieder auf die Autobahn fahren zu müssen. Ich suchte mir mit zitternden Händen auf der Landkarte einen Heimweg über Landstraßen und war erst tief in der Nacht daheim."

Sebastian flehte mich nun nach seinem Bericht verzweifelt an, ihn endlich von diesen Panikgefühlen zu befreien. Ich fragte ihn als Erstes, ob er denn schon einen Kardiologen aufgesucht habe? „Was soll ich denn bei einem Kardiologen?", antwortete er darauf. Diese Antwort verriet mir, hier das klassische Muster einer Phobie vor mir zu haben:

Der konditionierende Faktor war hier der Stau in Anbetracht eines nicht alltäglichen Auftrages, von dem ungemein viel abhing. Stellvertretend für die Angst vor einem drohenden Scheitern dieses trat die Angst vor einem tödlichen Herzinfarkt, ausgelöst durch einen schmerzenden Krampf der linken Brustmuskulatur. Diese panische Episode wurde durch den noch zu erledigenden Auftrag gelöscht, um später, nunmehr transformiert auf die Lokalität des Geschehens, die Autobahn, assoziativ in Form einer Phobie zurückzukehren. Das lebensbedrohliche Element des ganzen Geschehens wurde also vollständig aus dem Gedächtnis verbannt zu Gunsten etwas Äußerlichem, Dinglichem, der Autobahn.

Aus Sicherheitsgründen schickte ich Sebastian noch zum Kardiologen, der zu meiner Bestätigung und zum Glück für ihn keinen krankhaften Befund am Herzen erheben konnte.

Clara, Martin und Sebastian konnte erfolgreich mit genannter Verhaltenstherapie geholfen werden.

Phobien gehören für mich zu den spannendsten Phänomenen seelischer Anomalien. Sie können regelrecht kriminologische Qualität erreichen, zumal sie sich zu tarnen vermögen, wie uns das insbesondere der letzte Patient lehren konnte. Stets gipfeln sie in einer *spezifischen* objekthaften Animosität entweder einem Menschen oder einem Tier, aber auch dinglichen Objekten gegenüber, etwa einer Brücke, oder – wie gerade erfahren – einer Autobahn. Auch geschlossene enge Räume, immaterielle ‚Objekte' wie Dunkelheit oder große Höhen können ganz plötzlich *phobischen* Gehalt annehmen, wenn sie sich mit einem zeitgleich auftretenden zweiten unangenehmen Erlebnis, wieder im Sinne eines dualen Geschehens, paaren.

Wenn also *Objekte*, lebendige oder dingliche, zum spezifischen Agens einer *Phobie* werden, geschieht das stets über den Mechanismus eines *dualen* Prozesses nach dem Muster des *be-dingten Reflexes*. Der konditionierende Faktor kann – wie gesagt – *materieller* Art, wie die Vase bei dem kleinen Jungen, oder getarnter ein *immaterieller geistig/seelischer* Vorgang sein, wie uns das Clara und vor allem die beiden Herren gelehrt haben.

Die schon erwähnten und ziemlich verbreiteten Tier*phobien*, insbesondere vor Schlangen, Spinnen oder Hunden, entstehen fast nie durch eine direkte Bedrohung von diesen Tieren. Das wäre ein einfacher, sozusagen normaler Angst auslösender Vorgang. Zur Entwicklung einer Tierphobie gehört eben besagtes synchron zum Tierkontakt *dual* ablaufendes negatives Erlebnis wie eine Hiobsbotschaft oder ein erlittener Schreck. Solche dualen Parallelvorgänge verschwinden dann aber aus dem Gedächtnis, während ihr negativer Inhalt stellvertretend nur auf das Tier übertragen wird. Somit wissen die wenigsten etwas über den Hintergrund ihrer Tier*phobie* zu berichten. An ihrer Furcht vor einem bestimmten Tier ändert sich in der Regel zeitlebens nichts, obwohl die Betroffenen doch immer wieder die Erfahrung machen, dass von diesen für sie nie eine direkte Gefahr ausgeht oder ausgegangen ist.

Umgekehrt gibt es Beispiele für *phobische* Reaktionen auch bei Tieren. Hier nur ein Beispiel: Wenn ein Hund regelmäßig Radfahrern bellend hinterherläuft, muss er in frühen Tagen seines Hundelebens einmal mit einem Radfahrer schlechte Erfahrungen gemacht haben. Tiere höherer Ordnung haben auch ein Gedächtnis. Jeder Besitzer eines Tieres, auch jeder Tierpfleger, könnte eine Fülle von Beispielen dafür liefern.

Wenn *Phobien* auf das Terrain ihrer *phobischen* Inhalte beschränkt bleiben, werden sie therapeutisch meist in recht kurzer Zeit zufriedengestellt werden können. Sehr viel schwieriger wird alles, wenn es zu einer Form von Generalisierung des *phobischen* Geschehens kommt. Sie begegnet uns in der *Agoraphobie*, einer Unmöglichkeit, offene Flächen, also freie Plätze, betreten oder sich unter viele Menschen begeben zu können. Das heißt, dass die Betroffenen schließlich nicht mehr in der Lage sind, ihre Wohnung zu verlassen. Ihre anfangs noch fokussierte Furcht haben sie nunmehr auf alles ihrer Umgebung übertragen. Dieser Rückzug aus dem öffentlichen Leben ist nicht nur für sie selbst eine Katastrophe, sondern für ganze Familien und die engsten Bezugspersonen. Solche Menschen werden dann depressiv und suizidgefährdet.

Phobien ergreifen eher Menschen, die eine angeborene oder erworbene hohe Sensibilität auszeichnet. Lange galten Frauen als wesentlich anfälliger für dieses Leiden. Das hat sich angesichts doch hochgradig veränderter gesellschaftlicher Verhältnisse, insbesondere im Hinblick auf eine ständig schwindende Sicherheit eigener Existenz, völlig gewandelt. Alle Altersgruppen beiderlei Geschlechts werden immer häufiger davon erfasst, wobei dann praktisch alles *phobischen* Gehalt annehmen kann. Und somit gibt es eine kaum noch überschaubare Fülle diagnostischer Bezeichnungen dafür. Ich will auf ihre Aufzählung verzichten. Wie auch schon erwähnt wird inzwischen eine Fülle von Literatur über *Phobien* angeboten. In den meisten von mir eingesehenen Büchern vermisse ich jedoch die letztliche Aufklärung über den eigentlichen Entstehungs-‚Mechanismus' und die Deutung der vielseitigen Psychodynamik.

Eine davon taugt übrigens auch zu einer therapeutischen Raffinesse, derer sich so manche Fachklinik heute gerne bedient. Jegliche Form einer Chemotherapie bedeutet bekanntlich eine erhebliche Belastung für erkrankte Organismen. Insbesondere gilt das für ihren Einsatz in der Onkologie (Krebsgeschehen). So nutzt man dort den *bedingten Reflex*, also besagtes duales Prinzip, um hier Abhilfe zu leisten. Den Patienten wird über mehrere Wochen mit der Verabreichung ihres sie immunologisch belastenden chemischen Therapeutikums eine zweite, attraktiv in Farbe, Form und Geschmack aufbereitete ‚Medizin', sozusagen ein Placebo, zur Miteinnahme gereicht. Und eines Tages genügt Letzteres – unter Verzicht auf das toxische Verum – zur Hinterlassung therapeutischer Effektivität. Dieses ‚Wunder' ist in einer hohen Zahl an Behandlungen gelungen und wird deshalb immer wieder zum Wohle von Krebskranken eingesetzt.

Was haben nun aber in Wahrheit *Phobien* mit *Allergien* zu tun?

Eine Allergie der Seele

Wie schon mehrfach erwähnt, haben *Phobien* eine frappierende Verwandtschaft mit den *Allergien. Phobiker* benehmen sich demgemäß auch wie jemand, der an einer *Allergie* leidet. Das fällt schnell ins Auge, wenn man beide beobachtet. So haben sie die Gewohnheit, ihren Peinigern aus dem Wege zu gehen, betreiben also ein Vermeidungsverhalten. Wer will ihnen das verübeln. Nur hat das unterschiedliche Folgen. Um das zu begreifen, müssen beide einer vergleichenden wissenschaftlichen Betrachtung mittels *erkenntnistheoretisch* und *phänomenologisch* überprüfbarer Fakten unterzogen werden. Begleiten wir sie deshalb auf ihren Wegen und beginnen mit dem *erkenntnistheoretischen* Exkurs bei der *Allergie*:

Die lästigen *allergischen* Symptome sollten – wie schon betont – nicht in Grund und Boden verdammt werden. Sie sind doch in Wahrheit Folge einer Pflichtausübung des Immunsystems zum Schutze seines Wirts. Sie stellen eine Abwehrleistung dar mit dem Ziel der Eliminierung *der* Stoffe, sogenannter *Allergene*, die bei den Betroffenen Unheil anzurichten vermögen. Und da das ganze Szenario nur ganz bestimmten Substanzen gegenüber geschieht, begegnen wir dabei auch einer hochgradigen *Spezifität*.

So geriert diese Abwehr zu einem sinnvollen Geschehen, mehr noch zu einem teleologischen, also zielgerichteten und zweckmäßigen Vorgang. Das wiederum haben die Betroffenen ihren *Genen* und, wie ebenfalls schon erwähnt, in unserer reizüberfluteten Umwelt zunehmend auch einer *erworbenen* Überempfindlichkeit zu verdanken. Hier wehrt sich also ein Organismus gegen etwas *Stoffliches, Materielles*. Das tut er jedoch niemals gleich beim ersten Kontakt mit dem unverträglichen Agens. Man bezeichnet den Vorgang der ersten Berührung als Sensibilisierung, bei der erst eine ganze Palette immunologischer Voraussetzungen geschaffen werden muss, um den Prozess der Abwehr überhaupt leisten zu können. Erst beim zweiten Kontakt passiert dann die eigentliche *allergische* Reaktion, die die Betroffenen von nun an zeitlebens begleitet.

Wie sieht das nun bei der ‚Schwester', der *Phobie*, aus?:

Hier setzt sich ein Wesen, wie wir bereits erfahren konnten, ebenso gegen sehr spezifische Einflüsse zur Wehr, die jedoch vornehmlich *immaterieller* Natur sind. Auch hier bedeutet die erste Konfrontation eine Sensibilisierung, die dann zur Entstehung spezifischer Animosität im Sinne einer *Phobie* führt und demgemäß erst bei folgenden Kontakten bzw. Situationen in Erscheinung tritt. Bei Clara konnten wir das sehr typisch beobachten. Hier vollzieht sich also eine *immaterielle* Reaktion ebenso im Sinne eines zielgerichteten und zweckmäßig ausgerichteten Aktes, nämlich zur Abwehr einer auch nicht tragbaren *seelischen* Belastung oder gar Belästigung, wie die gegenständlichen bei der *materiellen* Schwester.

Phänomenologisch gestaltet sich der Vergleich folgendermaßen:

Eine *materiell allergische* Reaktion verläuft anfallsartig, eine *phobische* ebenso. Beide stehen der anderen im Grad ihrer Dramatik in nichts nach. *Allergien* und *Phobien* verzeichnen beide eine steigende Tendenz. Beide sind Opfer veränderter gesellschaftlicher und Umweltbedingungen. Beide unterliegen einer sich steigernden ursächlichen Vielfalt. Auch können *materielle Allergien* sekundär Wirkungen auf die *Psyche* hinterlassen und wie bei den *Phobien* Stressqualität annehmen. Beide entwickeln nach einer gewissen Zeitspanne eine nachlassende Toleranz gegenüber den – zivilisatorisch bedingt – stetig steigenden Reizeinflüssen, wodurch sich das Reizspektrum ständig erweitert.

Das Extrem einer *allergischen* Reaktion, der *anaphylaktische Schock,* ist Folge einer völligen Erschöpfung immunologischer Kapazität und kann den Tod bedeuten. Das Ebenbild bei den *Phobien* ist der Ausbruch eines *Panikanfalls,* der ebenso lebensgefährlich enden kann.

Zum Schluss kommen wir auf das schon erwähnte Vermeidungsverhalten zurück:

Ein *Allergiker* hat soeben erfahren, dass er sich vor Roggenpollen in Acht nehmen soll. Wenn also die Blütezeit gekommen ist, wird er sich hüten (müssen), Spaziergänge in der Nähe von Roggenfeldern zu unternehmen. Er riskierte dann nicht allein tränende und brennende Augen, sondern eine erhebliche Reizung seines gesamten Atemwegssystems, vom Schnupfen bis zum bedrohlichen Asthmaanfall. Besonders sensible Personen können gar keinen Weg ins Freie unternehmen, denn die Pollen machen ja nicht an den Grenzen ihres Feldes halt. Hier ist also vorübergehend eine vollkommene Meidung bestimmter Bezirke der Außenwelt geboten.

Während Vermeidungsverhalten beim *Allergiker* sinnvoll ist und Beschwerdefreiheit verschafft, führt es beim *Phobiker* zur Sklaverei. Meidet der beispielsweise wegen einer *Claustrophobie*, das ist eine hochgradige Furcht in schon genannten engen Räumen, dauerhaft einen Fahrstuhl, um in den zwölften Stock eines Gebäudes zu gelangen, wird er seine *Phobie* niemals loswerden. Ähnlich ergeht es Menschen mit Flugangst. Ihr ewiger Verzicht auf das Besteigen eines Flugzeuges geht auf Kosten des Erlebens vieler Schönheiten dieser Welt und obendrein hat das nicht geringe Familienkonflikte zur Folge. Die Tragik, die die schon erwähnte *Agoraphobie* auszeichnet, entspricht einer eben dauerhaften und kompletten Meidung der Außenwelt.

Und damit sind wir bei der *Therapie* angelangt, bei der sich wiederum die Bilder gleichen. Der vorläufig noch immer als Ideal geltenden Methode einer sogenannten *Desensibilisierung* zur erstrebten Heilung einer *Allergie* entspricht die *psychische Desensibilisierung* des *Phobikers* in Form der genannten *Verhaltenstherapie*. Bei der stofflichen *Desensibilisierung* wird das Allergen in stufenweiser Konzentration dem *Allergiker* injiziert, womit eine immunologische Toleranz angestrebt wird. Bei der *Verhaltenstherapie* wird der *Phobiker* ebenso, jedoch nicht *materiell*, sondern in dosierten Graden *speziell* seinen Furcht auslösenden Situationen bzw. Erlebnissen zunächst in Wort, dann in Bildern, auch Filmen oder gegenständlichen Imitaten und schließlich den realen Objekten bzw. Situationen ausgesetzt.

Um das erstaunliche ‚Fass' an Gemeinsamkeiten zum Überlaufen zu bringen, muss ich noch auf ein sehr bedeutendes Phänomen eingehen. Wenn jemand auf Birkenpollen *allergisch* reagiert, wird er es mit hoher Wahrscheinlichkeit auch auf Äpfel und Haselnüsse tun. Das hängt mit *allergener* Verwandtschaft der Inhaltsstoffe aller drei Substanzen zusammen. Man bezeichnet das als *Kreuzallergie.* Derartiges geschieht tausendfach im Konzert *allergener* Vielfalt.

Diese kreuzartige Reaktionsweise findet sich ebenso bei den *Phobien.* Gleicht oder ähnelt ein neues Erlebnis dem, das einst zu einer *phobischen* Reaktion geführt hatte, vollzieht sich eine solche prompt auch bei dem Doppelgänger. Wir haben das bei Clara wirkungsvoll miterleben können.

Seit dem Tage, an dem diese wundersame Verwandtschaft zweier zunächst völlig unterschiedlicher Erkrankungen mein Gehirn wie ein Blitz traf, hat mich diese Erkenntnis nicht mehr losgelassen. Alles, was ich bis dahin mit dem Begriff *Allergie* verband, verlor seine Gültigkeit. Ein völlig neues Bild der *Allergie* entstand und verbunden damit auch ein gänzlich anderes Verständnis ihrer Bedeutung. Ich sah erst jetzt in ihr das schöpferische Prinzip der Anzeige von Überschreitungen der Toleranzschwelle gegenüber Reizen und Fremdeinwirkungen, eben einen Wächter mit protektivem Auftrag. Handelt es sich hier doch um Antworten auf *Reize* aus der Umwelt. *Reize* repräsentieren eine *Aktion* und erzeugen eine *Re-aktion*. Letztere spielt sich bei den *Allergien* organsymptomatisch, also *substanziell, stofflich*, *materiell* ab, bei den *Phobien nichtstofflich, immateriell*, eben als *geistig/seelischer* Prozess. Wir können somit für die *Phobien* von einer ***Allergie der Seele*** sprechen. Der Begriff *Allergie* besitzt demnach – wie das Licht – eine doppelte Wesenheit, eine *materielle* und eine *immaterielle*, und sollte zukünftig in der Medizin auch nur noch so verstanden werden.

Je stärker also in unserer Gesellschaft die *Seele* belastet wird, umso höher wird nicht allein die Gefahr des Anstiegs der *Phobien* werden, sondern angesichts der sich dabei gleichzeitigen Ergreifung des *Immunsystems* auch dessen Abwehrleistungen beeinträchtigt. Das wiederum hat zur Folge, dass auch die *materiellen Allergien* explodieren können und, was noch weit bedeutsamer ist, es zu bedrohlicher Wehrlosigkeit gegenüber feindlichen Erregern aller Art kommen kann. Beide *Allergie*formen sind somit untrennbar miteinander verwoben. (s. Abb. 2 S. 142 und Abb. 3 S. 143)

Eine drohende Seuche des 21. Jahrhunderts

Unter einer Seuche verstehen wir gewöhnlich eine ansteckende Infektionskrankheit, die sich massenhaft verbreiten und mit einer hohen Zahl an Opfern verbunden sein kann. Seuchen traten und treten immer bevorzugt dort auf, wo Lebewesen, Mensch und Tier, in Vielzahl zusammenkommen oder getrieben werden, Schmutz und Unrat sich anhäufen und zu allem seelische Spannungen treten. Die großen Seuchen vergangener Jahrhunderte und die Flüchtlingslager und Naturkatastrophen von heute haben das gelehrt. Dass der Mensch für die meisten dieser Szenarien Verantwortung trägt, werde ich im folgenden Kapitel ausführlich behandeln. Gemäß dieser Erkenntnis kann uns täglich, überwiegend wegen des menschlichen Fehlverhaltens der Welt der Mikroben gegenüber, der wir uns immer noch überlegen meinen und überzeugt sind, eines Tages den Sieg über sie davonzutragen, der Ausbruch einer nicht mehr beherrschbaren Seuche, einer sogenannten Pandemie, treffen.

Was Bakterien, Viren, Pilze und andere Parasiten bei infektionsbedingten Seuchen anrichten, bewirken bei der *seelischen Allergie* ‚Verschmutzung' oder gar ‚Vergiftung' des geistigen und seelischen Klimas. *Anima*, die lateinische Bezeichnung für die Seele, bedeutet Hauch, Luft, Lebenskraft. *Aristoteles (384–322 v. Chr.),* der berühmte griechische Philosoph, unterschied drei Arten der Seele, die pflanzlich ernährende, die tierisch empfindende, die menschlich denkende.

Die sich zu allen Zeiten vollzogene und immer aufs Neue vollziehende Missachtung der zentralen Position der *Seele* ist ein Faktum der Menschheitsgeschichte. Jede Epoche hat das unterschiedlich erleben und bewältigen müssen. Noch niemals aber hat es einen derartigen Tsunami auf das *geistige* und *seelische* Klima dieser Erde gegeben wie im 21. Jahrhundert. Eine spezifische Unterscheidung gegenüber früheren Zeitaltern rührt vom im vorausgegangenen Kapitel so ausführlich behandelten physikalischen Prinzip her, dem eines *Reizes*.

Die Fülle der Reizeinflüsse, denen der moderne Mensch heute überall auf der Welt ausgesetzt wird, hat ein nicht mehr überschaubares Ausmaß angenommen. Dabei müssen wieder *materielle* von *immateriellen* Reizen unterschieden werden. Was hier allein den Sinnesorganen zugemutet wird, behandelt auch das folgende Kapitel. Wir haben es gegenwärtig also überwiegend mit *Über-Reizungen* zu tun, wovon in besonderem Maße die *Seele* erfasst wird. Die Intensität dieses Geschehens birgt somit die permanente Gefahr des Ausbruchs *infektiöser* Seuchen, vor allem aber auch die einer *immateriellen*. Und das sind die *Phobien*, deren Dramatik sie – gemäß den Erkenntnissen der *PNI* – zu einer *Seuche des gegenwärtigen Jahrhunderts* werden lassen kann. Die bisher ausgebliebene öffentliche Wahrnehmung dieser Zusammenhänge entspringt, ähnlich den Verhältnissen in der Medizin, dem in der menschlichen Gesellschaft ebenso dominierenden *cartesianischen* Denken, also besagter sträflichen Missachtung der Existenz einer *Seele*.

Einem weiteren Prinzip müssen wir in diesem Zusammenhang Beachtung schenken, das insbesondere in der Musik eine zentrale Position einnimmt. Es ist die *Harmonie*. Jedem Menschen ist ein *archetypisches* (Urform der Schöpfung) *Harmonieempfinden* in die Wiege gelegt worden. Unser Gehirn besitzt eine unbestechliche Instanz für das Kriterium *Harmonie.* Jeder Student der Musik weiß das. Er muss sich nämlich, ähnlich der Äquatortaufe eines Seemanns, dem schwierigen Stoff der *Harmonielehre* unterziehen. Das ist ‚harter Tobak', bei dessen Genuss so manchen die Kraft beim Studium verlassen hat.

Disharmonie bedeutet Verlust erfassbarer gesetzmäßiger Ordnung, wie sie sich in der *Harmonie* offenbart. Wenn *Disharmonie* zum Grundtenor einer ganzen Gesellschaft wird, bedeutet das ein *Signum mali ominis*, ein alles ergreifendes düsteres Zeichen. Wir brauchen uns nur umzuschauen oder umzuhören, um uns eingestehen zu müssen, dass unsere Gesellschaft schon einen hohen Grad an Disharmonie zur Schau trägt. Immer mehr Menschen unserer Tage ist somit in vielfacher Weise nicht allein das Empfinden für *Harmonie*, sondern schlechthin die *innere Ordnung* abhandengekommen.

Kürzlich gestand mir ein Mann anlässlich eines Gesprächs auf der Straße, dass er *Heavy Metal*-‚Musik' der von *Johann Sebastian Bach* vorziehe. Das hat nichts mehr mit sogenanntem Geschmack zu tun. Es ist vielmehr angesichts der bis ins Mathematische reichenden Einmaligkeit und Sonderstellung der Kompositionen dieses musikalischen Genies leider schon ein untrügliches Zeichen für *seelische Disharmonie.* Sie zeigte sich auch im Äußeren dieses Mittvierzigers, seinem Gesichtsausdruck, seiner hastigen und abgehackten Sprache, auch seiner Kleidung. Kleidung hat nichts mit Geld zu tun. Billigste ‚Klamotten' können auch harmonisch in Farbe und Proportion sein. Da sich dieser Mann überdies von den Passanten ringsherum kaum unterschied, muss er wohl einen vorherrschenden *disharmonischen* Trend unserer gegenwärtigen Gesellschaft verkörpert haben. Das dürfte bemerkenswert sein in einem noch zu den reichen dieser Erde gehörenden Land. Hat also im weitesten Sinne der (noch) herrschende Wohlstand damit zu tun? Wie viel Wohlstand vertrüge demnach ein Volk?

Geben wir diese Frage weiter an die *Seele*, die ja genügend Erfahrungen mit Undank, Ignoranz, Verspottung oder gar Verkennung besitzt. Zwei wesentliche Voraussetzungen für *seelische Harmonie* sind existentielle *Sicherheit* und *Sinnhaftigkeit*. Diese Feststellung hat zeitlose Gültigkeit. Aber gerade diese beiden beherbergen gegenwärtig ein immer höher werdendes Maß an Gefährdung. Die ständig wachsende Zahl von Arbeitslosen auf der Welt dürfte eine vorrangige Ursache dafür sein. Millionen Menschen auf der Welt sind davon betroffen. Und es werden immer mehr. Jede Regierung eines Landes auf dieser Welt hat mit diesem Problem zu tun. Aber alle Maßnahmen dagegen werden so lange insuffizient bleiben, wie nicht an der Wurzel dieser Entwicklung angepackt wird, nämlich der ungerechten wie ungleichen Verteilung der Güter dieser Welt.

Schauen wir uns weiter um, wo existentielle Sicherheit noch bedroht wird. Wir befinden uns ja seit mehreren Jahren in einer *Finanzkrise*, deren Ende noch immer nicht absehbar ist. Das bedeutet für jeden Menschen ein existentielles Sicherheitsrisiko höchsten Grades. Da diese Krise vom Menschen inszeniert wurde, könnte sie auch nur von ihm beseitigt werden. Daran sind die verantwortlichen Akteure aber gar nicht interessiert, weil die Krise ihnen bisher mehr Gewinn als Verlust einzubringen vermocht hat und weiter vermag, womit ein weiterer seelischer Baustein die Bühne betritt.

Eine wesentliche Instanz, die für den Zustand der *Seele* mitverantwortlich ist, ist das *Gewissen*. Es schützt seit Urzeiten *Wissen* vor Missbrauch, Betrug, Verrat und manchem mehr. Viele Verantwortliche der Finanzkrise haben jedoch schon über Jahre hinweg Entscheidungen unter hochgradiger Verletzung ihres *Ge-Wissens* getroffen. Dass davon auch ihr *Immunsystem* erfasst wurde, ist sicherlich den wenigsten von ihnen bewusst gewesen. Ein einfacher Bluttest, ähnlich dem eines Gentestes, hätte ihnen das verraten können. Noch ist jedoch dieser serologischen Errungenschaft der *PNI* nicht Einlass in Politik und Gesellschaft gewährt worden. Wohl aus gutem Grund.

Immer häufiger werden wir nun aber Zeuge, dass sich die *Seele* nicht auf Dauer missbrauchen lässt. Die steigende Zahl der Aussteiger aus dem politischen Geschäft und Wechsel, meist in die Wirtschaft, kündet davon. Sind deren *seelischer* Kollaps und der durch die immunologische Verknüpfung sich daraus allzu häufig auch ergebende *körperliche*, nicht selten sogar bösartiger Natur, noch verwunderlich? Angesichts immer rasanter schwindender Kompetenz oder Befugnis unserer Politiker für ihren Job wohl kaum.

Das Beispiel aus der Finanzwelt für die Gefährdung *existenzieller Sicherheit* entstammt also menschlichem Fehlverhalten. Für die Hintergründe fast alles, was schon im

Hinblick auf *existenzielle Sicherheit* angesprochen wurde, kann dieses Beispiel jedoch Modell stehen. Der Mensch kann sich demgemäß in unserer Welt nicht mehr sicher fühlen. Besagter Mann auf der Straße drückte das, wohl stellvertretend für viele seiner Mitmenschen, mit vielfältigem Ausdruck von *Depressivität* aus, der ersten Stufe zur *Allergie der Seele,* in der *Sicherheit*, *Lebensfreude, innere Erfüllung* und damit *seelische Harmonie* verloren gegangen sind.

Das sind Alarmsignale und ein Spiegel der Ohnmacht und des Überdrusses einer immer größer werdenden Zahl von Menschen den herrschenden Verhältnissen und dem allgemeinen Zeitgeist gegenüber, zu dem sich noch drei weitere, grell herausragende Prinzipien gesellen, nämlich *Machiavellismus*, *Euphemismus* und *Neo-Darwinismus*.

Der florentinische Politiker und Schriftsteller *Niccoló Machiavelli* (1469–1527) hatte sich besonders mit Fragen zur Erreichung von Macht sowie mit Wegen zur Erhaltung dieser befasst und in dem im Jahr 1513 entstandenen Werk *‚Il Principe'* (‚Der Fürst') niedergelegt. Vielen Staatsmännern der Vergangenheit, aber auch der Gegenwart dienten und dienen seine Thesen heute noch als Anleitung und Vorbild. Bald sprach man von *Machiavellismus*, der stets dort Anwendung findet, wo bestimmte, meist politische Interessen und Vorhaben durchgesetzt werden sollen.

Mit *Euphemismus*, salopp gesagt mit Schönfärberei, Schönrederei, im Klartext mit Verpassen von Deckmänteln für unangenehme, untragbare, nicht zu verantwortende, gar nicht entschuldbare gesellschaftliche Tatbestände, Geschehnisse, Planungen oder Entwicklungen, werden wir täglich hinters Licht geführt, letztlich also betrogen und belogen.

Der *Neo-Darwinismus* schließlich bezieht sich auf den britischen Biologen und einen der führenden Naturforscher aller Zeiten, *Charles Robert Darwin* (1809–1882). Man nannte ihn einst den ‚*Kopernikus* oder *Newton der organischen Welt*'. Im Zentrum seiner Lehre und Erkenntnisse stand seine Widerlegung des damals herrschenden Lehrsatzes von der *Unveränderlichkeit der Arten*. Durch seine Forschungen an Pflanzen und Tieren konnte er jedoch beweisen, dass unter der sich ständig verändernden Natur sehr wohl *Mutationen* an *Fauna* und *Flora* geschehen, die er als Vorgänge einer *Anpassung* auffasste, womit er seine *Evolutionstheorie* entwickelte. *Die* Lebewesen, die das also am vollkommensten vollführten, überlebten die Launen der Natur auch am besten. So entstand sein Prinzip der *natürlichen Auslese*, auch *Selektionstheorie* genannt. Man sprach demgemäß von nun an vom sogenannten *Darwinismus*.

Die technische Revolution, auch die in Wissenschaft und Forschung, führt uns immer näher an Grenzen der Machbarkeit und lässt demgemäß auch immer häufiger die Frage stellen: *Dürfen wir alles tun, was wir können*? Fast täglich müssen Antworten darauf gegeben oder bestimmte Entscheidungen dafür getroffen werden. Ähnlich den Anlässen, die mit *Euphemismen* vernebelt werden, werden auch hier Handlungen unter Priorisierung ganz bestimmter Interessen vollzogen, die zu sogenannten *Kollateralschäden* führen. Und davon sind vor allem Lebewesen, am häufigsten *Mensch* und *Tier*, betroffen. Das heißt, wer modernen Reizeinflüssen nicht zu widerstehen oder sich anzupassen vermag, wird letztlich geopfert. Das ist dann eine vom Menschen praktizierte Form von *Selektion*, demgemäß ein *Neo-Darwinismus*, der *Scham* oder ein schlechtes *Gewissen* schon lange abgelegt hat.

Einige Beispiele sollen das illustrieren: Die seit Jahrzehnten im Umkreis eines Atomkraftwerks im Norden unserer Republik (inzwischen, aber nicht aus dem folgenden Grund, abgeschaltet) von Kinderärzten festgestellte steigende Zahl von Erkrankungen an Leukämie bei Kindern; das von Jahr zu Jahr stärker in Erscheinung tretende Bienensterben infolge von Monokulturen und steigendem Pestizideinsatz in der Landwirtschaft; die vielerorts schon aufgetretenen Erdstöße und Grundwasserverseuchung in unserer Republik durch Einsatz der Frackingmethode zur Erdgas- oder Ölförderung; das alljährliche tausendfache Sterben von Fledermäusen und Zugvögeln durch Windkrafträder; die rigorose Verwendung von Phthalaten im Kunststoff PVC (sog. Weichmacher) für Kinderspielzeug, Bälle oder Schwimmreifen oder von Aluminium im Lebensmittelbereich; die Lärmeinflüsse im Umkreis von Flughäfen; die gesundheitlichen Folgen für Mensch und Tier durch massiven Einsatz von Antibiotika bei der Massentierhaltung mit zusätzlicher Nitratverseuchung des Grundwassers; die steigende Suizidrate von Landwirten, besonders im asiatischen Raum aufgrund von Versklavung und Verschuldung Pharma- und Saatgutkonzernen gegenüber; die Zunahme von Herzrhythmusstörungen durch intensivere Elektromagnetfelder in Wohngebieten und sich dabei steigernd vollziehendem persönlichen Umgang mit elektronisch gesteuertem Instrumentarium, wonach kaum ein Kardiologe fragt.

Für alle Beispiele gibt es verlässliche Fakten und alle sind überwiegend Folge kommerzieller Interessen. Hier wurde und wird weiter in eklatanter Weise erbarmungslos gegen Artikel unseres so viel gerühmten Grundgesetzes verstoßen.

Von diesem Sog in die Tiefen menschlicher Kaltblütigkeit ist in kaum unterscheidbarer Weise zur *Sicherheit* auch die *Sinnhaftigkeit* des Lebens jedes Einzelnen von uns in dieser gegenwärtigen Gesellschaft betroffen, sodass wir schon von einer weiteren Krise sprechen müssen, einer Form von *Kulturkrise,* in die wir immer tiefer getrieben werden. In ihr gerät persönliche Leistung zu einem frustranen Akt im uferlosen Getriebe ökonomischer Zwänge und es vollzieht sich dabei in erschreckender Weise ein Schwinden von *Zufriedenheit, innerer Genugtuung, Urvertrauen, Treue, Gültigkeit, Verbindlichkeit, Verlässlichkeit* und *Liebe.*

Glaube, Hoffnung, Liebe, diese drei; aber die Liebe ist die größte unter ihnen, lehrte einst der Apostel Paulus die Korinther. Die *Liebe* hat jedoch in unserer Gesellschaft schon lange ihre Spitzenposition als alles durchdringende Kraft verloren zugunsten eines Missverständnisses rein sexuellen Geschehens. Im Namen des *Glaubens* finden abermals Kreuzzüge statt. Nur die *Hoffnung* stirbt hoffentlich auch heute noch zuletzt.

Wir haben bis hierher erfahren, welchen Prüfungen die *Seele* ausgesetzt wird. Wo und wie sie jedoch immer rasanter, wenn nicht gar brutaler, an die Grenzen ihrer Belastbarkeit mit der Gefahr des Entgleitens in eine *Phobie* mit *Panik*reaktionen geführt wird, soll es in den folgenden Kapiteln gehen.

Segen und Fluch der Moderne

Der Moloch Ökonomie

Der Begriff *Ökonomie* klingt nüchtern, rational, sachlich und leitet sich wiederum von einer Dualität her, sagen wir mal *Haus-Verwaltung*, also etwas, das eigentlich Ruhe, Geborgenheit und Ordnung ausstrahlt. Das gilt jedoch nur so lange, wie es sich um einen begrenzten Aufgabenbereich handelt, eben eine Hausverwaltung. Sobald sich der Aufgabenradius aber vergrößert bis hin zur Unübersichtlichkeit, mutiert *Ökonomie* zur *Ökonometrie* und damit zu einer immer eigengesetzlicher agierenden Instanz. Die zu dienende Funktion gerät dabei in Gefahr, zur Diktatur bis hin zum Selbstzweck zu gerieren und menschliche wie gesellschaftliche Bereiche zunehmend zu missachten. Das Ausmaß des Schadens durch solche Entwicklungen kann dann weit über dem Nutzen liegen, für den *Ökonomie* eigentlich da sein soll.

Je höher also ein Haus gebaut wird, umso gefährdeter wird es der Unbill vielgestaltigster Art ausgesetzt sein. So hat also auch Wachstum, wie alles andere, zwei Seiten. Mögliche Folgen unbegrenzten Wachstums symbolisieren Krebsleiden sehr anschaulich. Das heutige Diktat ständig geforderten Wachstums entspringt letztlich kollektiver Angst aufgrund des vom Menschen selbst inszenierten globalen Wettbewerbs auf allen Ebenen menschlichen Daseins.

So haben inzwischen ökonomische Diktate und Zwänge verschiedenster gesellschaftlicher Bereiche dazu geführt, dass z. B. in Deutschland Ärzte in ihren Praxen oder in den Krankenhäusern nur noch Zeit für Operatives haben, kaum noch für Gespräche mit ihren Patienten über deren Leiden, Sorgen, Nöte, Ängste und manches mehr. Sie kommen meist nur noch in der Nacht dazu, ihren schon schlafenden Kindern noch einen Gutenachtkuss zu geben. Zeit für die Familie, Freunde und Verwandte kann nicht mehr garantiert werden. Ein geordnetes Familienleben wird zur Ausnahme. Und da das nicht alleiniges Schicksal des Arztberufs ist, soll hier gleich erweiterte Bilanz gezogen werden speziell im Hinblick auf die schon erwähnte begrenzte Kapazität ‚immunologischer Akkus', deren Lebensdauer nicht zuletzt von der seelischen Verfassung jedes einzelnen Menschen abhängt.

Die durch die Globalisierung expandierte und weiter expandierende Position der Fachbereiche Betriebs- und Volkswirtschaft unter dem Diktat der Ökonomie ist mitverantwortlich dafür, dass der Tagesablauf einer immer größer werdenden Schar der Bevölkerung zum Hamsterrad geworden ist. Ganze Berufsgruppen geraten zunehmend in die Mühle ausschließlich gewinnorientierter Zwänge, oft unter Verlust der Würde und des Sinns ihres Tuns, hochrangigster Voraussetzung für erfüllendes Selbstverständnis menschlicher Existenz, was schließlich Ängste immer höheren Grades entstehen lässt.

Ausgerechnet die beiden Berufe, die vorrangig menschlicher Existenz dienen, wie der Landwirt und der Arzt als Menschenwirt, sehen sich der immer unerträglicher werdenden Kommerzialisierung auch ihres Berufsstandes ausgesetzt. Die Abhängigkeit von einer Fülle verwaltungstechnischer Auflagen durch Kassenverbände und Behörden oder vielseitigster Leistungskontrollen, etwa der Zahl durchgeführter Operationen, wird zur Richtschnur in Krankenhäusern und Arztpraxen, nicht die Respektierung wahrhaftiger Indikation für eine Operation, andere Leistungen oder das Wohl des Kranken. Schon die Idee, Bonusverträge zur Maximierung operativer Eingriffe ins Leben zu rufen, um die Kassen der Krankenhäuser reicher zu füllen, klingt wie Stoff aus einem Schundroman. Und die Landwirte werden weltweit ihrer ausschließlichen Zuständigkeit für die Ernährung ihrer eigenen Landsleute beraubt und zu Befehlsempfängern, wenn nicht gar zu Sklaven von Großkonzernen der Saatgut- und Pharmaindustrie degradiert.

Hierher gehört auch die Erwähnung der Tatsache, dass Berufstätigkeit beider Eltern heute zu einem existentiellen Muss mit allen Folgen für den Nachwuchs geworden ist. Dieser soll nun ganz selbstverständlich von Ersatzeltern großgezogen werden, wofür die Politik mit Kitastrategien sorgt und stolz darauf ist, wobei doch seit Langem wissenschaftlich gesichert ist, dass ein Kind eigentlich bis zum sechsten Lebensjahr in familiäre Geborgenheit gehört, soll es keine bleibenden Schäden für seine Entwicklung erleiden. Kritiker, für die das anachronistisch anmutet, sollten sich dann aber auch nicht wundern, dass inzwischen Wissenschaftler ständig Antworten geben müssen auf Hilferufe von Lehrern in unseren Schulen, von Lehrherren in den Betrieben oder von Professoren in Universitäten und Hochschulen. Eine ständig steigende Zahl unserer Kinder, Jugendlichen, auch Studenten vermag sich zudem nicht mehr in einer Schulklasse, Lehrstelle oder Universität zurechtzufinden beziehungsweise angemessen zu verhalten und frisch Immatrikulierten fehlt es allerorts an Grundwissen, auf dem ihre neuen Lehrenden aufbauen können.

Der zeitgenössische Kinderpsychiater *Michael Winterhoff* stellt immer häufiger fehlende emotionale und soziale Kompetenz bei Kindern und Jugendlichen fest und daraus entstehende Reifungszustände bei über Achtzehnjährigen auf dem Stand von zehn- bis achtzehn Monate alten Kleinkindern. Darüber hinaus beklagt er innerfamiliären Rollentausch, nämlich die Tendenz von Eltern und Großeltern, sich ihren Kindern und Enkeln unterzuordnen und das Kind nicht mehr als Kind zu betrachten, sondern als Partner. Das führt im Weiteren dazu, Kindern Freiheiten einzuräumen, für die ihnen jedoch die Reife fehlt. Und obendrein versuchen die Erwachsenen, sich durch übermäßiges Schenken bei ihren Kindern beliebt zu machen. Das Verhältnis von Lehrern und Eltern ist nicht zuletzt durch diese Entwicklung erheblich getrübt worden.

Ständige Reformen im Schulwesen signalisieren Unsicherheit und Ohnmacht bei den zuständigen Ministerien und gipfeln neuerdings in Konzepten, bei denen man tatsächlich in Erwägung zieht, künftig auf Lehrer ganz verzichten oder Lehrer nur noch als Coach einsetzen zu wollen. Kinder besäßen angeblich die Fähigkeit, methodenorientiert, kompetent und einstellungsgesteuert agieren und somit sich ihr Wissen selbstständig aneignen zu können. Zeitgenössisch hervorgetretene Philosophen, Pädagogen und Soziologen sind die Architekten derartiger Hirngespinste. In solchen Situationen sollte ein Blick ins Tierreich empfohlen werden, wo die Schöpfung uns vorexerziert, dass jeglicher Nachwuchs auf Anleitung durch vorgesetzte Wesen, nämlich die Eltern, in festgelegter Rangordnung angewiesen und nur so überlebensfähig ist.

Die immer höher werdende Quote von Scheidungen, der Geburtenschwund, ja die zunehmende Furcht vor jedweder Form partnerschaftlicher Verbindlichkeit sollte in diesem Zusammenhang weit mehr als bisher Beachtung finden. Und das, was *Winterhoff* bei Eltern und Großeltern beobachtet und beklagt, entspringt nichts anderem als Angst vor Liebesverlust in dieser immer materieller, anonymer und unverbindlicher werdenden Gesellschaft.

Dieses Buch will kein Fachbuch für Sozial-, auch keines für Wirtschaftskunde sein. Es will einzig aus Sicht der Auswirkungen auf den Menschen, speziell seine Seele, Entwicklungen beim Namen nennen, von denen hochgradige Gefahren ausgehen können. Von jeher hat es nämlich weltweit ökonomische und soziale Probleme, wie wir sie gegenwärtig erleben, nie in einem auch nur angedeuteten Ausmaß gegeben. Und sie werden in Zukunft weit größer werden angesichts einer immer deutlicher hervortretenden Absicht, die gesamte Wirtschaft, vor allem die Grundversorgung der Menschheit mittels Privatisierungen und damit kompletter Kommerzialisierung weltweit, nationalstaatlich zu entmündigen. Unter Pervertierung des Begriffs Marktliberalisierung sollen künftig die Bereiche Energie, Rohstoffe, Ernährung und vor allem auch die Bildung unter die Hoheit von Konzernen gestellt werden, die dann über Wohl und Wehe der gesamten menschlichen Existenz bestimmen können, wollen oder sollen. Das bedeutete das Ende *wahrer* Freiheit und damit auch des *demokratischen* Prinzips schlechthin.

Noch gibt es aber im heutigen Europa Staaten, die sich trotz aller globalen Entwicklung ihre nationale Identität und Souveränität und damit auch den sozialen Frieden weitgehend bewahren wollen und das auch schon tun. Staaten, die sich jedoch dem bisher vorherrschenden weltweiten Wettbewerb verpflichtet haben, dürfen sich dann nicht über die Auswirkungen der erwähnten Entwicklungen wundern, die schließlich bis in die kleinste soziale Einheit, die Familie, sogar in die gesundheitliche Verfassung jedes einzelnen Menschen hineinwirken.

Ist es deswegen begreiflich, wenn die Begeisterung am globalen Wettbewerb vielerorts schon zu schwinden begonnen hat? Die angeblich versiegte Gefahr von Kriegen durch völkische Zusammenschlüsse ist nämlich eine Täuschung, denn neue Formen von Kriegsführung sind schon längst unterwegs, nur unsichtbarer und effektiver als alle bisherige waffentechnisch vollzogene Vernichtung von Menschenleben und Material. Sehnsüchte nach Freiheit, Transparenz, Berechenbarkeit und Gerechtigkeit machen sich immer bemerkbarer und verbinden damit

Wünsche nach Souveränität mit wieder eigenen volkswirtschaftlichen und sonstigen Vollmachten. Wie Pilze aus der Erde waren doch vor noch nicht allzu langer Zeit völkische Minderheiten im Osten und Südosten Europas geschossen, um sich vom Joch vorausgegangener Diktatur zu befreien. Und neuerdings haben sogar separatistische Träume wieder Konjunktur. Auch wollen Nationen mit demokratischer Verfassung nicht auf ihre föderalistische Struktur verzichten. Wieweit also das neue Europa all diesen Ansprüchen auf Dauer gerecht werden wird, muss sich wohl erst noch erweisen.

Stress und seine Dimension

Ökonomie hatte eines Tages einen Sohn bekommen. Der Geburtshelfer war natürlich ein Mediziner. Sein Name, *Hans Selye* (1907–1982), ein Österreicher, der schon in den vierziger Jahren des vergangenen Jahrhunderts die Fachwelt mit einem neuen Begriff ausgestattet hatte, der seine Abstammung von der Ökonomie nicht verleugnen konnte. Er hatte ihn *Stress* getauft.

Selye hatte diesen Begriff in einer Zeit eingeführt, die noch weit von dem entfernt war, was heute darunter verstanden wird. Er hatte bei seinen Forschungen an Versuchstieren deutliche Verkleinerungen gerade an lymphatischen, also dem Immunsystem zugehörigen, Organen beobachten können, wenn die Tiere Stresssituationen ausgesetzt wurden. Zu solchen rechnete er physikalische, chemische und psychische Reize.

Den Stressablauf teilte er in drei Phasen, die *Alarmreaktion*, den *Widerstand (Anpassung)* und die *Erschöpfung*. Vorrangig waren an diesem Ablauf das autonome Nervensystem, die Hormondrüsen, und die Psyche der Tiere beteiligt. *Stress* resultierte aus der Konfrontation mit sogenannten *Stressoren*. Das waren bei diesen Versuchen Belastungen vielfältigster Art, etwa Verschiebungen der Umgebungstemperatur oder der Tag-Nacht-Rhythmen. Als Folge davon kam es bei den Tieren zu erhöhter Infektanfälligkeit. *Selye* stellte weiter fest, dass die Tiere neue Verhaltensweisen gegenüber diesen Stresseinwirkungen entwickelten, die er – wie gesagt – als Anpassungsformen auffasste. Stressoren seelischer Natur wogen für ihn schon damals am stärksten. *Selye* wurde mit diesen Erkenntnissen zum Pionier eines neuen Forschungsbereichs, dem bis heute neben Medizinern wiederum Physiologen, Pharmakologen, Psychologen und Philosophen angehören. Die Ergebnisse moderner chronobiologischer Forschung von heute hinsichtlich gesundheitsgefährdender Auswirkungen von Nachtarbeit oder bei Zeitzonen – überwinden – müssenden Berufen wie Pilot und das Flugbegleitpersonal auf die circadianen Rhythmen des Menschen bestätigen Selyes Erkenntnisse.

Nebenbei soll nicht unerwähnt bleiben, dass es auch sogenannten *Eu-Stress* gibt. Man versteht darunter die Konfrontation mit einem zwar ebenfalls stimulierenden Agens oder Ereignis, das aber Glücksgefühle vermittelt und zu gesteigerter Handlungsbereitschaft motiviert. Das sollten insbesondere Ökonomen, Arbeitsmediziner und Psychologen weit mehr als bisher für Arbeitsplatzgestaltungen beachten.

Dennoch bleibt *Stress* nach heutigem Verständnis ein vornehmlich die Seele belastendes Geschehen, nicht zuletzt aufgrund seiner ständigen Präsens, wenn es um Leistung geht. Wir sprechen demgemäß von der sogenannten Leistungsgesellschaft. Das ist im Grunde absurd, da die Menschheit zu allen Zeiten leistungsbezogen agiert hat. *Leistung* wird erst zu *Stress*, wenn die Grenze zur Überforderung immer selbstverständlicher überschritten wird, wie das heute allerorten der Fall ist. So entstehen besagte Alarmreaktionen seelischer, nervlicher, hormonaler und immunologischer Natur.

Kürzlich hatte sich eine Springspinne in meine Badewanne verirrt. Ich sah ihr eine Weile zu, wie sie sich abquälte bei dem Versuch, sich aus diesem selbst gewählten Gefängnis zu befreien. Das Ganze weckte Erinnerung an Sisyphos mit seinem Felsbrocken. Wie lange die Spinne dieser Überforderung wohl standhalten würde, wollte ich nicht abwarten. Ich befreite sie einfach von diesem Stress und augenblicklich ward sie meinen Blicken ‚ohne Dank' entschwunden.

Als ich mich eines Tages als Arzt in eigener Praxis niedergelassen hatte, wurde ich regelmäßig von Pharmareferenten, also Abgesandten von Pharmaunternehmen, aufgesucht. Sie hatten den Auftrag, pharmazeutische Produkte ihres Unternehmens zur arzneilichen Behandlung bestimmter Leiden den Ärzten zur Verordnung vorzustellen und zu empfehlen. Im Laufe der Jahre lernte ich demgemäß manche dieser Damen und Herren näher kennen, zumal neben den beruflichen auch persönliche Gespräche stattfanden. Es konnte mir deshalb nicht verborgen bleiben, wie sich irgendwann bei einigen von ihnen ihr Gesichtsausdruck, ihr Verhalten und der Zeitrahmen ihres Besuchs veränderten. Ich fragte mich, ob ich selbst gar dazu etwas beigetragen hatte, bis mir der mich schon am längsten besuchende Vertreter seiner Zunft eines guten Vormittags sein Herz ausschüttete.

Ich habe meinen Beruf immer geliebt, begann er sein Geständnis, *und habe mich auf jeden neuen Tag gefreut. Das ist nun vorbei. Wir werden bei unserer Tätigkeit seit geraumer Zeit streng überwacht. Es erfolgen genaueste Kontrollen hinsichtlich der Verkaufszahlen unserer Produkte in den örtlich ansässigen Apotheken unserer Bezirke. Bei Unterschreitung eines bestimmten Verkaufsniveaus drohen uns Entlassung und damit Verlust unserer beruflichen und wirtschaftlichen Existenz. Ich habe noch eine Familie zu ernähren. Was habe ich in meinem Alter noch für sonstige Möglichkeiten, meinen Lebensunterhalt zu bestreiten?*

Ich sehe diesen Mann noch vor mir. Er wirkte depressiv und der Charme war aus seinem Antlitz geschwunden. Er tat mir zutiefst leid. Heute ist das nüchterner Alltag, Normalität, und Arbeitslosenzahlen sind zum Maßstab für wirtschaftliche Prosperität oder Niedergang von Volkswirtschaften geworden. Wo sollen eigentlich Arbeitsplätze noch hergezaubert werden angesichts der Fülle ihrer durch technische und sonstige Perfektion erfolgten Beseitigung? Und die, die das Glück eines Jobs noch haben, sollen immer schneller, länger, produktiver, also rationeller arbeiten. Was einer immer größer werdenden Schar unserer Mitmenschen aller Berufszweige heute zugemutet wird, ist jedenfalls *Stress* pur, wovon Körper, Geist, Seele und, was eben ständig vergessen wird, auch das Immunsystem betroffen werden.

Was nützt uns also all der Fortschritt, alles Wachstum, alles Hasten nach immer mehr in noch kürzerer Zeit und … und … und …, wenn der Mensch dabei auf der Strecke bleibt und aller Gewinn zur Restaurierung seines Körpers, seines Geistes und vor allem seiner Seele wieder aufgebraucht werden muss? Ist das die Rezeptur moderner Ökonomie?

Die *PNI* spricht hier von einer gestörten *Homöostase* und meint damit die Entgleisung des Gleichgewichts zwischen diesen dreien. Das war schon *Platon (427–347 v. Chr.)* geläufig, der sich früh gegen das Scheinwissen der *Sophisten* seiner Zeit gewandt hatte. In seiner Schrift *Der Staat* und in seinem Alterswerk *Gesetze* pries er mit besonderer Leidenschaft bestimmte Lebensideale, die zum Bestand und Gedeihen eines Staates beizutragen vermögen. Viele seiner Thesen sind heute noch hochmodern. Auch wenn wir so manches davon in unserem Grundgesetz wiederfinden, müssen wir uns fragen, warum von Politik und Wirtschaft tagtäglich speziell gerade gegen die dort niedergelegten Artikel für die Grundrechte des Menschen verstoßen wird? Es gibt für das Maß und vor allem die Art und Weise, wie persönliche Belastung am Menschen heute ausgeübt wird, in seiner geschichtlichen Vergangenheit keine Parallele.

Wenn ich nur in die Gesichter der Menschen schaue, die mir täglich auf der Straße begegnen, bin ich jedes Mal aufs Neue erschrocken, wie wenig Harmonie sie noch ausstrahlen. Düster und ohne Sinn für Schönheit und Proportionen gesellt sich auch ihre Kleidung dazu. Wenn sie mal kein Handy am Ohr haben, starren sie eher vor sich hin oder auf das Display ihres ständigen digitalen Begleiters im Streichholzschachtelformat. Was wohl in ihnen vorgeht, frage ich mich jedes Mal. Sie müssen alle so etwas wie Sorgen haben. Jedenfalls lächelt kaum noch jemand in die Welt.

Um die Mittagszeit sieht manches noch schlimmer aus. Jetzt sind ihre Schritte hastiger geworden, in ihren Gesichtern bewegt sich der Mund kauend und ihr Blick zur Hand mit einem ‚Hamburger'. Wahrscheinlich steht ein dringender Termin an und nur noch wenig Zeit bis dahin zur Verfügung. Was sich jetzt wohl in ihrem Magen abspielt, denke ich nun, und erinnere mich an die Vorlesungen, in denen es um eine Reihe physiologischer Voraussetzungen für eine gedeihliche Verdauung ging. Mahlzeiten sind schon längst keine Kulthandlungen mehr, sondern zu einem nur noch notwendigen und obendrein zeitraubenden Ärgernis verkommen. Kaum ein Mensch macht sich jedoch Gedanken darüber, was er damit nicht allein seinem Magen, sondern vor allem seiner Seele an Schaden zufügt.

Eines Nachmittags erschien in meiner Ordination wieder ein langjähriger Patient, Rektor eines Gymnasiums, zum wievielten Malein gleich schlechter körperlicher und seelischer

Verfassung, die mich zwang, ihm abermals Dienstunfähigkeit attestieren zu müssen. *Bitte schreiben Sie bloß nichts von der Psyche und so … auf den Schein,* flehte er mich an. Das höre ich immer häufiger, überwiegend von Kollegen seiner Profession. Warum ist die Seele nur so in Verruf geraten? Herrscht *René Descartes*' Geist nun schon überall?

Erst die Häufung seelischer Zusammenbrüche von Prominenten hat mit einem Male die Öffentlichkeit zusammenzucken lassen, beginnend bei Fußballstars bis hin zum deutschen Papst. Überschriften von Presseartikeln lauteten da so:

- *Das Erschöpfungssyndrom, zwischen Burn-out und Aussteigertum, Papst trifft mit seinemfreiwilligen Amtsverzicht einen gesellschaftlichen Nerv*
- *Wenn der Leistungssport die Seele zerstört*
- *Psychostress: Arbeitnehmer fühlen sich wie im Hamsterrad*
- *Psychische Erkrankungen, eine weltweite Epidemie*
- *Mehr Fehltage wegen psychischer Leiden*
- *Immer mehr Menschen psychisch krank*
- *Jeder dritte Europäer hat ernste psychische Probleme*
- *Stress im Job macht krank*
- *Arme sind depressiv, Reiche ausgebrannt*
- *Mehr Burn-out-Kranke – Regierung schaut zu.*

Erst jetzt wurden die Politiker wach. Die zu dieser Zeit amtierende deutsche Bundesarbeitsministerin machte plötzlich den Schutz der psychischen Gesundheit zu einem

Schwerpunktthema angesichts der inzwischen registrierten 59,2 Millionen Arbeitsunfähigkeitstage wegen psychischer Erkrankungen, des Ausfalls an Bruttowertschöpfung von 10,3 Milliarden Euro und der Zunahme von Frühverrentungen durch diese. Wieder diktierte nur der Moloch Ökonomie politisches Handeln, nicht Sorge oder gar Mitgefühl mit dem Nächsten.

Arbeitgeber und Arbeitnehmer sehen sich heute ganz selbstverständlich nur noch ökonomischen Zwängen gegenüber und ein ungewohnter Ruf nach mehr Fachleuten für die Seele wird laut, ein Hilfeschrei, den es so noch nie gegeben hatte. Präsidenten psychologischer Fachgesellschaften, Krankenkassenverbänden und Gewerkschaftsbund schlagen ebenso Alarm und beklagen, dass es bisher nichts wirklich Gesetzliches zum Schutz gegen *Stress* gibt. Psychiater, Psychologen und Psychotherapeuten können sich des Ansturms seelischer Hilfe Bedürftiger nicht mehr erwehren. Wartezeiten in den Praxen und belegte Betten in zu wenigen Kliniken für die Seele sind die Folge.

Schauen wir noch einmal zurück zu *Hans Selye*. Was hatte sich am auffälligsten an seinen Versuchstieren bei den Auswirkungen von Stress gezeigt? Es war die Zunahme deren *Infektanfälligkeit*. Im Sinne der *psychoimmunologischen* Achse bedarf es deshalb keiner Diskussion, dass von Infektionen für den Menschen unserer Tage eine so noch nie da gewesene Gefahr ausgeht. Eine nicht beeinträchtigte Funktion des Immunsystems für den Erhalt der Gesundheit steht auf dem Spiel mit weit größeren Auswirkungen als denen bei Selyes-Versuchstieren.

Die immer wieder stattfindende Fehldeutung, Erreger seien alleinige Ursache von Infektionen, tritt jetzt zutage. In Wahrheit sind Erreger nur die Veranlassung des Versagens von Abwehrleistungen, was ursächlich dem Zustand der seelischen Verfassung eines Individuums und seines immunologischen Terrains zuzuschreiben ist. Das haben die Erkenntnisse der *PNI* gelehrt, die viel zu lange niemanden besonders interessiert haben.

Wenn wir in diesem Zusammenhang die über viele Jahrzehnte so nie mehr aufgetretenen neuesten Hygienekampagnen in unseren Krankenhäusern verfolgen, wo ein Erregerszenario dem anderen folgt, erinnert das an Zeiten des *Ignaz Semmelweis (1818–1865),* der als *Retter der Mütter* in die Geschichte eingegangen ist. Ihm war die Entdeckung zu verdanken, woher das zu seiner Zeit grassierende Kindbettfieber werdender Mütter herrührte. Das Unverständnis seiner Kollegen gegenüber seinen hygienischen Forderungen hatte damals die Rettung vieler Frauen in den Geburtskliniken verzögert oder gar verhindert. Er selbst, das ist ein sonderbarer, aber nicht so seltener tragischer Vorgang bei Pionieren der Wissenschaft, starb an einer Wundinfektion im Verlaufe einer schweren Psychose. Hundert Jahre später bestätigen die Erkenntnisse der *PNI* die Weitsicht dieses Mannes und leider auch die Zusammenhänge seines Todes. Heute wissen wir zwar zuverlässiger über Hintergründe von Infektionen Bescheid, ähneln aber mit der bisher noch ausgebliebenen Beherrschung der aktuellen Fiaskos auf unseren Krankenstationen erschreckend den Zeitgenossen des *Ignaz Semmelweis*.

Statt weiter dem Totschlagprinzip zu huldigen, sollten wir endlich nach Wegen für eine Symbiose mit der zehnmal größeren Zahl an Bakterien, Viren und anderen Plagegeistern in und um uns als die etwa zehn Billionen Zellen unseres eigenen Körpers Ausschau halten, denn es gibt unter ihnen mehr gute als böse. Wir benötigen die guten sogar zum Überleben.

Bisher gibt es nur in der Landwirtschaft schon seit vielen Jahren eine leider noch viel zu kleine Schar an Protagonisten, die den fatalen Irrweg dieser Verhältnisse erkannt haben und unter Führung des asiatischen Pioniers und Mikrobiologen *Teruo Higa* diesem selbstmörderischen Treiben ein Ende zu machen suchen. Dass deren segensreiches Tun noch immer ein Schattendasein genießt, ist Folge weiter herrschender lobbyistischer Kräfte in der Landwirtschaft, deren Ziele ganz anderer Art sind, obwohl ihnen die Endlichkeit ihres Treibens schon längst bewusst geworden sein sollte.

Noch schützt bei den meisten von uns das Immunsystem vor den häufigsten Erregern böser Art. Aber der seelische Grundzustand des heutigen Menschen verändert sich von Tag zu Tag mehr zum Instabilen, wovon auch ihr Immunsystem erfasst wird. Sie werden somit Erregern gegenüber zunehmend resistenzloser. Dazu tritt im Sinne des genannten Totschlagprinzips der seit Jahrzehnten um sich gegriffene Missbrauch mit dem Einsatz von Antibiotika. In den meisten Fällen sind sie gar nicht indiziert oder gar wirkungslos. Daran sind *Ärzte* und *Tierärzte* gleichermaßen, aber auch der Gesetzgeber schuld. Angesichts der geschilderten hochrangigen Intelligenz der Erreger fühlen sich diese immer häufiger veranlasst, sich mehr und mehr gegen die biologischen und chemischen Waffen des Menschen zur Wehr zu setzen. Da durch Letztere wieder das *Immunsystem* zusätzlich geschwächt wird, entsteht ein Teufelskreis, aus dem es immer schwerer wird, sich zu befreien. Bemerkenswert ist, dass in diesem Szenario alte, schon für ausgerottet gegoltene Erreger zu neuem Leben erwachen, wie die Tuberkulose, die Kinderlähmung oder die Masern. Und bei diesen Rückkehrern wird es nicht bleiben, vielmehr ist es schon nicht mehr geblieben. Die kürzlich aufgetretene Ebola-Epidemie bot ein erschreckendes Beispiel dafür. Auch ganz neue Erreger oder virologische Mutanten gefährlichster Art stehen schon vor der Tür und warten nur auf ihre Chancen.

Der seelische Zustand der Menschen, die täglich ihrer Arbeit nachgehen, muss deshalb endlich aus seinem Schattendasein geholt und in den Fokus unserer Gesellschaft gerückt werden. Es verwundert immer aufs Neue, wie wenig Betriebs- und Volkswirte über Kenntnisse des Zusammenhangs von Leistungsfähigkeit und seelischer Verfassung des Menschen verfügen. Ihre Bilanzierungen und Rechenkünste werden bald nichts mehr taugen, wenn sie weiter ohne den Wirt gemacht werden. Warum wird wohl in letzter Zeit immer häufiger von *Entschleunigung* oder von der Wiederentdeckung der *Langsamkeit* gesprochen? Sind die Menschen in noch unterentwickelteren Regionen dieser Erde gerade deswegen seelisch noch stabil und fröhlich?

Diese Mahnungen gelten jedem von uns, der wir uns lieber heute als morgen eigene Gedanken zum Gesagten machen sollten. Auf unsere Politiker ist, abermals aus ökonomischen Gründen, kein Verlass mehr. Der mündige Mensch, erst recht der mündige Patient, wird begreifen müssen, dass Verlass nur noch auf sich selbst geboten ist. Ich werde dafür später ausführliche Empfehlungen geben.

Ende vergangenen Jahrhunderts hatte *Ivan Illich (1926–2002),* der weit gereiste geschätzte österreichisch-amerikanische Priester und Philosoph, in eigener Mission Deutschland besucht, um sich über dessen in aller Welt gerühmtes Gesundheitswesen zu informieren. Er kam damals zu dem vernichtenden Urteil, in Deutschland habe ein Prozess der Enteignung der Gesundheit stattgefunden, womit er auf die weitgehende Herausnahme der Gesundheit aus der Selbstverantwortung jedes einzelnen Menschen angesichts des hier existierenden perfekten Krankenversicherungssystems hinweisen wollte. Sehr viel später siedelte er, aus welchen Gründen auch immer, nach Deutschland über und starb im Jahre 2002 in Bremen.

Der vor Kurzem abgetretene amerikanische Präsident hatte während seiner Amtszeit eindringlich für das genaue Gegenteil, das Loslassen von der alleinigen persönlichen Gestaltung der Gesundheitsvorsorge, gekämpft. So könnte wieder die alte Volksweisheit gelten, dass die Wahrheit wohl in der Mitte zu finden ist.

Die Inhalte der beiden letzten Kapitel bilden ein sich bedingendes und vernetztes Duo und den ‚besten' Nährboden für die Entstehung von *Phobien*, der *Allergie der Seele.*

Die digitale Revolution

Die Unantastbarkeit der Privatsphäre des Menschen gehörte zu allen Zeiten zur Selbstverständlichkeit im gesellschaftlichen Kontext. Mit der Entwicklung der Elektro-, vor allem der Funktechnik im 19. Jahrhundert wurde dann aber der Grundstein zu einem generellen Wandel gelegt. Kommunikation und Information mittels Postkutsche wurden von der Straße gefegt zu Gunsten medialer Optik und Akustik. Damit hatte jedoch noch kein gravierender Eingriff in die Intimität menschlichen Daseins stattgefunden. Erst die auf besagter elektronischer Funktechnik basierende Möglichkeit zu kompletter bildlicher Darstellung mit schließlicher Entwicklung der Filmindustrie und im Weiteren des Fernsehens öffnete weit die Türen zu menschlichen Behausungen. Zunächst nur allabendlich. Dann drängten inzwischen kommerzialisierte Kommunikation und Information immer intensiver in den Vordergrund, um schließlich rund um die Uhr auf Sendung zu gehen. Damit wurden Bedürfnisse geweckt, die zuvor nie bestanden hatten, und Konsumverhalten erzeugt. Wesentliche familiäre und geschäftliche Pflichten gerieten dabei immer häufiger ins Hintertreffen, stauten sich, um schließlich in Versäumnissen zu münden. Weiter griffen eine merkwürdige Sprachlosigkeit und zwischenmenschliche Distanzierung um sich und führten zu fortschreitender innerfamiliärer Entfremdung und im Weiteren zum Prozess von Gewöhnung (daran).

Inzwischen droht nun die jahrtausendalte Keimzelle für Schutz, Geborgenheit, vor allem für Liebe, nämlich die Familie, als soziales Bollwerk innerhalb der Gesellschaft zu zerbrechen. Neueste Zahlen weisen aus, dass erstmals mehr als die Hälfte der Deutschen nicht mehr in familiärem Verbund lebt. In vielen Ländern der Welt spielen sich ähnliche Prozesse ab. Die Ersten, die unter dieser Entwicklung zu leiden begannen, waren Mütter und Ehefrauen. Ihnen folgten *die* Menschen, die auch für Erziehung und (Aus-)Bildung unseres Nachwuchses sorgten. Beide suchten eines Tages Hilfe, auch bei mir. War in früheren Zeiten der Pfarrer Ansprechpartner für Probleme dieser Art, ist heute der Arzt zum Seelsorger geworden, zumal seelische Kümmernisse meist auch zu vielseitigen körperlichen Beschwerden führen.

Was war es, worüber sie gleichermaßen zu klagen hatten, woran sich bis zum heutigen Tage nichts geändert, ja was sich eher verschlimmert hat? Es waren Hilf- und Machtlosigkeit einer völlig neuen Lebenswelt gegenüber, die es in dieser Form noch nie in der Geschichte der Menschheit gegeben hatte. Alle Bemühungen von Eltern um eine sorgsame Führung und Vorbereitung der eigenen Kinder auf das Leben, was man Erziehung nennt, und ebenso alle Anstrengungen der Pädagogen, hierbei durch Vermittlung von auf Tradition basierendem und ebenso neueste Erkenntnisse berücksichtigendem Wissen zur Seite zu stehen, wurden zunehmend durch die immer tiefer eindringende dritte Kraft elektronischer Kommunikation verändert, in Frage gestellt oder gar ausgehebelt. Dabei wurde die Autorität von Eltern, Lehrern und Lehrherren unterwandert, ein Eingriff, dessen fatale Folgen kaum wieder gutzumachen sein oder noch zu ändern vermocht werden.

Noch dramatischer entwickelte sich das Ganze mit etwas, das dann folgte. Etwa hundertfünfzig Jahre vor der Zeit, in der *Hans Selye* seine Stressforschungen betrieben hatte, hatte sich in anderen Studierstuben etwas abgespielt, das versprach, eine radikale Veränderung des gesamten menschlichen Daseins bewirken zu können. Auch hier hatte das *duale Prinzip* eine führende Rolle gespielt.

Schon im 18. Jahrhundert hatten nämlich Mathematiker begonnen, mit einer sogenannten Dyadik zu experimentieren. Das waren aus nur zwei Einheiten bestehende Zeichen zur wesentlichen Vereinfachung von Rechenvorgängen. Nur ein knappes Jahrhundert später war aus diesen binären Versuchen ein völlig neues Rechen- und Speichersystem entwickelt worden, für das es bald keine Grenzen mehr geben sollte. Ein dem Innersten menschlichen Wesens seit dem Verlust des Paradieses entwachsenes Misstrauen der eigenen Art gegenüber und daraus entsprungenes Bedürfnis nach vollkommener existentieller Sicherheit schien dahinterzustehen und seiner Erfüllung entgegenzusehen. Die Möglichkeit nämlich, in Kombination von Elektronik und Funktechnik sowie technischem Raffinement nunmehr von jedem Winkel der Erde aus jeden Winkel der Erde inspizieren zu können, ließ eine derartige Vermutung nicht mehr abwegig erscheinen. Versprach sie doch eine perfekte Kontrolle allen Geschehens auf dem Planeten, aller Institutionen ziviler Gesellschaften und militärischer Einrichtungen. So brauchte es nicht zu verwundern, dass sehr bald auch Kriminalität hier Fuß fasste und inzwischen Eingriffe in die Persönlichkeitssphäre und Rechte des Menschen, zu denen auch Politiker gehören, stattfinden, die Parlamente und Regierungen und in steigendem Maße auch Gerichte beschäftigen.

Dass dadurch Kommunikation und Informatik zu führenden Studienfächern mit eigenen Wissenschaftsforen avancierten, brauchte nicht mehr zu verwundern, zumal praktisch jeder Bereich menschlichen Daseins von dieser technischen Hydra erfasst zu werden vermochte. Wie im Rausch hat sich damit einhergehend ein Wandel auf der ganzen Welt abgespielt, in dem nichts mehr utopisch zu sein scheint. Wahrlich eine Zeitenwende menschlichen Daseins, vornehmlich wegen ihrer Unvergleichbarkeit mit allen vorangegangenen geschichtlichen Epochen. So entzieht sich auch ihre Weiterentwicklung jeglicher Voraussage angesichts der schon jetzt kaum noch überschaubaren Vielfalt digitaler Anwendbarkeit.

Es ist deswegen an der Zeit, sich weit mehr als bisher über Auswirkungen davon auf die *Königin* menschlicher Wesen, die *Seele*, Gedanken zu machen. Dabei gilt es sich zu vergegenwärtigen, dass Generationen unter uns leben, die mit der digitalen Welt bereits groß geworden sind, sich also ein Leben ohne diese nicht vorstellen können. So wird es ihnen auch schwerfallen, manches von dem, was hier zur Sprache gekommen ist und noch kommt, überhaupt zu verstehen. Nur mit der Schilderung schon zutage getretener gesellschaftlicher Veränderungen, sozialer Schicksale oder Krankheiten könnte dieses vielleicht noch gelingen.

Ich beginne mit einem zentralen *Paradoxon*: Gesellschaftliche Kommunikation spielt sich mit dieser revolutionären Technik seit etwa zwei Jahrzehnten überwiegend auf apersonale Weise ab. Persönliche Begegnungen werden somit immer rarer, sodass sich schleichend, neben der schon beklagten im Familiären, auch eine gesellschaftliche Anonymisierung entwickelt. Kommunikation mit einhergehender zwischenmenschlicher Entfremdung hat es ebenfalls in der menschlichen Geschichte noch nie gegeben. Auf den geschäftlichen Bereich hatte sich das zunächst nicht so dramatisch ausgewirkt wie auf den persönlichen.

Im Buch der Bücher steht, der Mensch solle nicht allein sein. Demgemäß bezeichnen die Soziologen den Menschen als ein soziales Wesen. Somit bedeutet der vorherrschend über digitale Konstrukte erfolgende Umgang miteinander einen gesellschaftlichen Umbruch, dessen Tragweite nicht abzusehen ist. Neben der realen existiert plötzlich eine digitale Parallelwelt. Der weitgehende Verlust persönlichen Kontakts wird nun – schon unbewusst – auf virtuelle Weise über Mails, Smartphones oder das Internet ersetzt. Es gibt Persönlichkeiten, die sich dabei sogar wohler fühlen. Hierzu kann die *schizoide* Struktur gezählt werden, die ich eingangs erläuterte, also *die* Typen, die engeren persönlichen Kontakten gerne aus dem Wege gehen.

Auswirkungen ständiger apparativer Kommunikation und medialer Einflüsse auf das menschliche Individuum näher zu beleuchten, wird für die, die das tun (müssen), mehr und mehr zu einem heißen Eisen. Dafür gibt es eine Reihe von Gründen, auf die ich hier nicht im Einzelnen eingehen möchte. Ich möchte mich nur auf die Zitierung weltweit durchgeführter wissenschaftlicher Studien beschränken und erst danach eigene Erfahrungen und Überzeugungen kundtun.

Die heute zur Verfügung stehende Technik hat es ermöglicht, geistige und seelische Vorgänge wie Wahrnehmen, Denken, Erleben, Fühlen, Handeln oder Gedächtnis sicht- und messbar zu machen. Die neurobiologische Forschung profitiert davon sowie alle Disziplinen, die sich mit kognitiven Leistungsspektren oder sozialen und psychischen Problemen des Menschen befassen. Somit bestehen inzwischen Möglichkeiten zu objektiven wissenschaftlichen Aussagen, fußend auf unzähligen weltweiten Untersuchungen.

Eigentlich wussten wir schon immer, dass die Entwicklung unseres Gehirns und seine Funktionen nur durch geistige Aktivierung erreicht und erhalten werden können. Nun hat uns die moderne Forschung sichtbare Beweise dafür geliefert, dass – wie bei sportlichem Training die Muskulatur gestärkt wird – auch geistige Aktivität die Bildung neuronaler Strukturen anregt. Training des Gehirns führt also zu Vermehrung von Hirnsubstanz und Herstellung von Synapsen mit daraus entstehenden nervalen Netzwerken, die unsere Intelligenz ausmachen.

Weil nun mit dieser Technik aber ebenso nachgewiesen werden konnte –, nachzulesen im Buch von *Manfred Spitzer*: *Die digitale Demenz* – dass bei stundenlangem Verweilen an Bildschirmen eine solche Maximierung der Hirnsubstanz nicht eintritt, vielmehr Vorgänge zu beobachten sind, die auf Gegenteiliges bis hin zum Verlust an Hirnsubstanz hindeuten, ist es nicht etwa zu Bestürzung, sondern zu protesthaftem Aufstand gekommen. Quer durch alle sozialen

Schichten, Berufsgruppen, gesellschaftliche und politische Instanzen hat sich ein nicht abebben wollendes Geschrei dagegen erhoben, als drohe der Menschheit ihr Untergang. Das weckt Vergleiche zu Vorgängen in Suchtkliniken. Und in der Tat hat die Wissenschaft schon längst auch das Suchtpotential digitaler Medien ausgemacht und in ihr Forschungsprogramm integriert.

Es ist schon verwunderlich, dass wissenschaftlich erhobene Fakten gesellschaftlich nicht mehr zum Maßstab für daraus abzuleitendes Handeln gemacht, dafür eher kommerziell ausgerichteten Argumenten mehr Beachtung geschenkt, ja sogar Vorrang eingeräumt werden. Dabei betreiben sogar die für Erziehung und Bildung zuständigen Ministerien eine fast als digitale Okkupation unserer Schulen, ja bereits der Kindergärten, imponierende Politik und rühmen sich fortschrittlichen Denkens. Gleichzeitig warnt *Spitzer* auf einem kürzlich in Köln stattgefundenen Bildungskongress unter dem Motto *Lernen erfolgreich gestalten* vor solchen Investitionen und spricht von *Lernverhinderungsmaschinen*, mit denen vorrangig dem Umsatz bei *Google, Microsoft, Apple, IBM* und *Facebook* gedient werde, nicht aber der geistigen Entwicklung und Gesundheit unseres Nachwuchses. Längst hat die Wissenschaft nämlich zutage gefördert, dass frühzeitiger Umgang mit digitaler Computertechnik und Medienkonsum im Kindesalter zu Sprachentwicklungs-, Lese- und Schreibstörungen und manch anderem Verwegenen führt. Und in unseren Familien leiden ja schon seit Langem infolge medialer Dominanz die persönlichen Beziehungen untereinander und der Gedankenaustausch mittels des Gesprächs als Grundlage für eine Persönlichkeitsentwicklung, auf deren Bedeutung schon *Johann-Heinrich Pestalozzi* (1746–1827) weit vor dem digitalen Zeitalter hingewiesen hatte.

Das alles sollten sich bevorzugt diejenigen vergegenwärtigen, die immer lautstarker gegen die erwähnten Forschungsergebnisse Front machen und alles daran setzen, sie aus der öffentlichen Diskussion zu eliminieren, vor allem sie zu ignorieren nach dem Motto, *dass nicht sein kann, was nicht sein darf.* Das ist beschämend und des Menschen nicht würdig, sich gegen Erkenntnisse zu wehren, die seinem Wohl dienen (sollen).

So muss es deshalb heute dringender denn je um nichts anderes als den notwendigen Hinweis gehen, an konventioneller geistiger Betätigung im Medienzeitalter nicht nur festzuhalten, sondern sie verstärkt zu betreiben, will der Mensch unserer Tage nicht frühzeitig geistig und seelisch verarmen. Angesichts unserer gegenwärtig immer bewegungsfeindlicher werdenden Gesellschaft besteht obendrein bei längerem Aufenthalt vor Bildschirmen noch die Gefahr eines gestörten Zucker- und Fettstoffwechsels mit vielen sich daraus ergebenden gesundheitlichen Folgen, worauf ich im übernächsten Kapitel noch etwas näher eingehe. Jeder zweite Mensch gilt jedenfalls schon heute als übergewichtig. Besonders die Zunahme der Alzheimer-Erkrankung sollte in diesem Zusammenhang Beachtung finden. Älteren Menschen wird schon ständig sogenanntes Gehirnjogging empfohlen, worin der erwähnte Trainingscharakter zum Ausdruck kommt.

Zu allen Zeiten hat sich der Mensch sein Wissen durch Schulung und Erziehung unter Nutzung über viele Generationen hinweg weitergegebenen Schrifttums verschafft. Besonders Wissbegierige taten das früher in Bibliotheken. Auf die Gesamtheit der Menschheit bezogen war das jedoch eine Minderheit, was nicht zuletzt auch der Bequemlichkeit anzulasten war. Bestätigen lässt sich das an der sich heute abspielenden gigantisch hohen Inanspruchnahme des Internets, bei der allerdings Wissensdurst von Neugier zu unterscheiden ist. Im Übrigen enthält das Internet eine subjektiv getroffene Selektion von Daten und sollte niemals als vollkommenste Quelle zur Beschaffung von Kenntnissen oberhalb von Durchschnittswissen angesehen werden. So wähle ich lieber *literarische* Überlieferungen zu präziserer Information. Je weiter deren zeitliche Niederlegungen zurückreichen, umso mehr Gewähr für Vollkommenheit bieten sie.

An dieser Stelle soll nun wieder eine Auswahl von Überschriften zu Artikeln der Presse aus der jüngsten Zeit zu diesem Thema zu Wort kommen:

- *Computer und Fernsehen bremsen Erfolg in der Schule*
- *Wenn Computer und Internet süchtig machen*
- *Mit dem Peilsender gegen Schummelhandys*
- *Rasterfahndung bei Facebook*
- *Jeder vierte Junge hat ADHS*
- *Generation Google, Wie verändern digitale Medien Bildung, Moral und personale Identität*
- *Gehirn im Leerlauf*

- *Speed – Auf der Suche nach der verlorenen Zeit*
- *Hacker stehlen Daten von Reisekunden*
- *Gehört die Zukunft Dr. Google?*
- *Fernseher als Spermienkiller?*

Diese Auswahl spiegelt eine Vielfalt öffentlicher Schelte, Ergebnisse soziologischer und medizinischer Untersuchungen, Proteste von Eltern und schließlich Ängste und Befürchtungen angesichts einer Reihe schon eingetretener negativer Folgen wider. Die neue digitale Welt gestattet aber – wie erwähnt – keine *Kassandrarufe*. Sie gehorcht anderen Spielregeln, von denen schon die Rede war. Es wird abermals außer Acht gelassen, dass der Mensch auch eine Seele besitzt.

Nun erfahre ich jüngst zu meiner Überraschung, dass neuerdings Softwarefirmen bevorzugt psychisch veränderten Menschen, nämlich Autisten, wegen der Spezifität ihrer Erkrankung einen Job verschaffen. Autisten, die – ähnlich der schon geschilderten schizoiden Persönlichkeitsstruktur – Probleme mit der Fähigkeit zu engerem menschlichen Kontakt haben und zum Beispiel bestimmte Gesten wie Augenzwinkern oder Stirnrunzeln ihrer Mitmenschen in bestimmten Situationen nicht deuten können, sollen sich nach Meinung von Fachleuten gerade deswegen hervorragend für die Tätigkeit als Softwaretester und Programmierer eignen. Sie würden deshalb, so sagen sie, schon dringend gesucht. Autisten arbeiteten unglaublich fokussiert, seien bei der Arbeit besonders akkurat, hätten eine außergewöhnliche Beobachtungsgabe, Sinn für Details und ein sogenanntes Inselwissen, was so viel heißt wie einen besonders hohen Grad an Qualifikation für spezielle Gebiete in bestimmten Berufen. Somit wären Autisten sogar hervorragende Berater für die IT-Branche, sagen sie weiter. In Indien habe man bisher die größten Erfahrungen darin.

Ich gönne wirklich den mit einem solchen Leiden Geplagten ihren nun gesicherten Arbeitsplatz von Herzen. Gleichzeitig erschrecke ich bei dem Gedanken, dass ein psychisches Leiden eine besonders hohe Eignung für das zukünftig die Gesellschaft dominierende digital gesteuerte Kommunikationswesen besitzen soll. Dabei fallen mir vor allem die schon geschilderten desolaten Ergebnisse neurobiologischer Hirnforschung ein.

Neben diesen existieren nun aber, wiederum in engerem Zusammenhang zu intensiverem Umgang mit digitaler Technik, nicht minder zahl- und inhaltsreich erhobene Daten, vornehmlich des Kriminologischen Forschungsinstituts der Leibniz Universität in Hannover unter Leitung des bekanntesten Kriminologen Deutschlands, *Christian Pfeiffer*. Es bleibt jedem überlassen, zu entscheiden, welchen der Vorzug zu geben ist im Hinblick auf die Dramatik ihrer Aussagen. Bemerkenswert ist, dass diese Daten – angesichts ihrer in Familien und Schulen schon frühzeitig beobachteten Auffälligkeiten – vermehrt an Kindern und Jugendlichen erhoben wurden.

Im Vordergrund dieser Untersuchungsergebnisse stehen die Zunahme von Aggressivität und die sich daraus ergebende Gewaltbereitschaft bis hin zu Gewaltverbrechen. Männliche Jugendliche sind weit häufiger bei solchen Delikten vertreten als weibliche. Des Weiteren haben die Forscher gerade bei diesen zugleich emotionale Abstumpfung und eine Abnahme der Intelligenz festgestellt. Auch das Abdriften in Suchtverhalten, insbesondere durch Computerspiele mit aggressiven und menschenverachtenden Inhalten, gehört dazu. Ist das alles verwunderlich, wenn unter uns Zeitgenossen leben (dürfen), die unter Missachtung unseres freiheitlich demokratischen Rechtsstaates sowie Verletzung seiner im Grundgesetz verankerten Grundrechte des Menschendiese Freiheit zur Produktion von Filmmaterial nutzen (dürfen), das ihre Mitmenschen geistig und seelisch vergiftet?

Bei den kriminologischen Erhebungen wurde im Weiteren die Zunahme von Wesensveränderungen, Verhaltens-, Arbeits- und Sprachstörungen registriert. Auch Angstzustände, Tics aller Art, Depressionen und Schlafstörungen wurden vermehrt gefunden. Es dürfte als gesichert gelten, dass die sich immer steigernden technischen Möglichkeiten der Einflussnahme aus Distanz und ohne Zwang zu direktem personalem Kontakt bei immer mehr Menschen steigende kriminelle Energien freisetzen und den Abbau von Hemmschwellen fördern.

Wenn wir schließlich noch ins Blickwelt nehmen, was sonst so für Otto Normalverbraucher auf den Bildschirmen dargeboten wird, befällt mich Scham für diejenigen, die das zu verantworten haben. Statt die fast an Wunder grenzenden Möglichkeiten und Chancen zu nutzen, mit dieser Technik den Menschen zu Ufern führen zu können, die seine Intelligenz, seinen Wissensstand, also seinen Geist fördern, vor allem aber auch seine Seele bereichern würden, werden in zu vielen Sendeanstalten fast an jedem Abend zu besten Sendezeiten dutzendweise Menschen umgebracht und dabei die Tiefen menschlicher Brutalität ausgelotet sowie niedrigste Instinkte bedient. Die immer gleiche Antwort der Intendanten auf solche Vorhaltungen enthält stets eine Huldigung an die Einschaltquoten. Es wird dabei unterschlagen, dass primär *sie* die Saat gesät haben, aus der dann diese Bedürfnisse – in Verwandtschaft zur Sucht – entstehen. Es ist ein Armutszeugnis für den Homo sapiens, weil er aufs Neue bei all dem geschilderten Schrecklichen immer wieder dem Profit Priorität einräumt.

Niemand wird jemals das Rad der Geschichte zurückdrehen können. Niemand wird zudem bestreiten wollen, dass Fernsehen, Computer- und digitale Technik auch Nützliches, Praktisches, Erstaunliches und auch Hilfreiches in unsere gegenwärtige Welt gebracht haben und somit in mancherlei Hinsicht schon unverzichtbar geworden sind. Dennoch gliche es unterlassener Hilfeleistung, wenn *niemand*, trotz beruflicher Kompetenz, auf bestimmte Umstände, Folgen und Gefahren aufmerksam machen würde, die von dieser immer noch recht jungen Technik ausgehen (können). Da es für sie weder einen vergleichbaren geschichtlichen Maßstab und bisher noch nicht genügend wissenschaftliche Untersuchungen hinsichtlich ihres Wirkungsradius im Rahmen gesellschaftlichen Umgangs gibt, wird sich jegliche Kritik nur auf bisher vorliegende Tatbestände beziehen können, bei denen es also schon zu gesundheitlichen und sonstigen Folgen gekommen ist. Nicht wenig davon hätte schon vom gesunden Menschenverstand hergeleitet werden können. Ich selbst bin kein Fachmann für dieses Metier, aber einer für die Seele. Nur von dieser Warte aus melde ich mich hier zu Wort und will auch nur so verstanden werden.

Mich verwundern also keineswegs die bisherigen Ergebnisse der Hirnforscher und Kriminologen. Ich halte sie eher für die Spitze eines Eisberges, der uns erst im Verlaufe weiterer Jahre seine ganze Dimension offenbaren wird. Für mich wird es vor allem immer sonderbar bleiben, wie es zu einer derartigen Revolution nur im Namen der Gier nach Information kommen konnte. Und dennoch ist die Erklärung dafür denkbar einfach. Es steckt in letzter Konsequenz ganz solide existentielle Angst dahinter, auch wenn vielen Zeitgenossen das absurd erscheinen mag. Nein, nur die Angst liefert den Schlüssel zum Verständnis dieser Erfindung schlechthin und auch für alles, was schon im Namen digitaler Technik und Informatikwesen an Absonderlichem oder gar Schrecklichem geschehen ist und weiter geschehen wird. Anders sind weder die Genialität noch der Eifer und die Eile zu erklären, mit denen der homo sapiens dieses gigantische Netzwerk geschaffen hat, weil es vorrangig nichts anderem als seiner Sicherheit und dem Profit dient. Schon morgen wird deswegen dem Bisherigen Neues hinzugefügt werden, wie einst der von Microsoft ausgerufene *Messias Xbox None*, eine damals als beispiellos angesehene Hightech-Überwachungstechnik. So wird unter Berücksichtigung all des bisher Gesagten der persönliche Preis dafür, nicht der finanzielle, mit jedem neuen Tag höher.

Es bleibt für mich weiterhin merkwürdig, wie wenig angesichts der bedrohlichen Zunahme von allgemeiner Nervosität, Unruhezuständen, des Aufmerksamkeitsdefizits- und Hyperaktivitätssyndroms, von Schlafstörungen und eben der Depressionen sowie des Burn-out-Syndroms der Verdacht auf einen sehr wohl möglichen Zusammenhang mit der ständigen Präsenz einer vor allem ja auch observierenden Mechanik gehegt wird, die ja ständige Fremdbestimmung, Stress und Zeitnot birgt. Überwiegen etwa noch immer euphorische Empfindungen des praktischen Umgangs wegen und verdrängen die leidvollen Erfahrungen? Wenn ich als Therapeut diesbezüglicher Fehlanzeige angesichts obiger Leiden bei meinen Patienten begegne, bin ich stets aufs Neue über die Ignoranz, Ahnungslosigkeit, vielleicht aber auch Unbewusstheit erstaunt. Auch die weitgehend ausbleibende Reaktion von Politik und Gesellschaft auf die ja nicht gerade harmlosen Ergebnisse neurologischer und neurobiologischer Forschung als Folge der intensiven computertechnischen Einflüsse ist bemerkenswert.

Weiter bewegen mich schon sehr die erwähnten, von Wissenschaftlern festgestellten Wesens- und Verhaltensänderungen der Menschen, die im Sinne von *Charles Darwin* und *Hans Selye* auch als Anpassung an die in diesem und den beiden Kapiteln zuvor dargestellten gesellschaftlichen Veränderungen und Forderungen aufgefasst werden können. Auch die immer auffallendere Beschleunigung des

Sprechens, ja sogar des Auftretens der schon erwähnten Sprachstörungen beim gesellschaftlichen Umgang bei jungen Menschen, müssen dazu gerechnet werden. Das gilt nicht allein für den zwischenmenschlichen Umgang, sondern auch für die Medien, in denen die Kultur der Sprache schon längst Not leidet. Zu erleben ist das stets dort, wo aus ökonomischen Gründen die Zeit zur Zwang ausübenden Größe missbraucht wird.

Die also ständig zunehmende Rekrutierung des Menschen unter Diktate wie Rationierung von Zeit, ökonomische Vorgaben, Wettbewerb, Perfektionismus und vor allem lückenlose Kontrollmöglichkeit sämtlicher seiner Handlungen, man denke dabei auch an die Überwachungskameras in bestimmten Betrieben, birgt das Potential einer Diktatur mit ähnlich hohem Grad an Freiheitsberaubung, wie wir sie von bestimmten politischen Systemen her kennen. Nichts konnte wirklich zur Durchsetzung derartiger Reglements geeigneter gewesen sein als eine Computer- und Digitaltechnik, deren Nutznießer der Mensch zwar geworden ist, deren Sklave und Opfer er jedoch von Tag zu Tag mehr zu werden droht.

Ich kann mich deswegen schon lange nicht mehr des Eindrucks erwehren, dass wir uns bereits in einem Mutationsprozess zu einem neuen Menschentyp befinden. Die jüngere Generation besitzt wohl schon evolutionsgetreue Gene, die einen schnelleren und selbstverständlicheren Zu- und Umgang mit digitaler Technik ermöglichen. Das lehrt uns der Alltag in Familien und Betrieben. Das bedeutet aber auch, dass der Mensch von morgen wesentlich linkshirngesteuerter sein wird. Gott bewahre uns jedoch vor einer Entwicklung, in der – gemäß der *Selektionstheorie Charles Darwins*– nicht mehr allein *evolutionsbedingte* Anpassungsprozesse geschehen, sondern nur noch *vom Menschen gezüchtete* Wesen Überlebenschancen besitzen, die dann wohl *emotionslos, hitze-* und *kälteunempfindlich, infektionsimmun, strahlungs-* und *stressresistent, anspruchslos* und am besten auch noch *geschlechtsneutral* sein sollten. Lache, staune oder zweifle man bitte hier nicht. Es leben mehr Zeitgenossen unter uns, als wir ahnen, die das schon lange ersehnen, ja davon überzeugt sind, es auch bald verwirklichen zu können. In der Tat arbeiten Wissenschaftler schon am technischen Nachbau des menschlichen Gehirns, und an der Produktion von Designerbabys wird doch schon seit Langem ganz ungeniert gebastelt. Glaube, Liebe und Hoffnung werden dann wohl zu entbehrlichen Eigenschaften zur Bewältigung des Lebens auf Erden erklärt werden.

Der angesichts des demografischen Wandels ständig zunehmende Notstand im Pflegebereich führt tatsächlich schon zu immer offizieller betriebenen gespenstischen Überlegungen, die die bisherige Diskussion um passive oder gar aktive Sterbehilfe noch in den Schatten stellen. Bereits Ende der siebziger Jahre des vergangenen Jahrhunderts hatte der schwedische Schriftsteller *Carl-Henning Wijkmark* ein visionäres Szenario unter dem Titel *Der moderne Tod. Vom Ende der Humanität* entworfen, in dem er einer nur noch auf Rentabilität bedachten Gesellschaft angesichts leerer Kassen unter dem Motto *Gemeinwohl geht vor Eigen-*

nutz den befohlenen Tod als keine Utopie mehr entwarf. Auch der im Jahre 1981 mit dem Literaturnobelpreis ausgezeichnete Schriftsteller *Elias Canetti* hatte sich lebenslang und insbesondere in seinem Drama *Die Befristeten* mit dem Tod als Rechenexempel auseinandergesetzt, wo jedem Menschen sein Sterbetag, festgehalten in einer versiegelten Kapsel, zugeteilt wird. Inzwischen werden solche literarischen Gespenster von wissenschaftlicher Realität der Gentechnologie schon ein- wenn nicht gar überholt. Begriffe wie Freiheit, Würde und Selbstbestimmung gerieren dabei zu anachronistischer Trivialität.

(Ver-)Lassen wir all das und fragen uns lieber, wie es angesichts der Bilanz aus den letzten Kapiteln um den Zustand der *Seele* steht? Es kann für sie ja nicht gut aussehen. Ihr Potential an Widerstand musste doch bei all dem Desolaten schwinden und dessen Folgen treten nun zutage. Es sind die oben ausführlich vorgestellten *Depressionen*, die *erste Stufe* zur *Allergie der Seele*, den *Phobien*, und das immer noch als modisch abgetane und dennoch real existierende *Burn-out-Syndrom. Depressionen und Burn-out-Syndrome* nehmen nicht nur zu, sondern werden leider viel zu häufig übersehen, sowohl vom Arzt wie von Angehörigen, Freunden und von den Betroffenen selbst. Die Stimmungstiefs werden allen möglichen aktuellen Umständen des täglichen Lebens zugeordnet und immer häufiger eigenhändig mit Mitteln zu kupieren gesucht, was inzwischen als Doping im Alltag bezeichnet wird. Solche Handlungen sind und bleiben eine Kapitulation vor der *Angst*.

Sucht, eine Form von Sehnsucht

Zu allen Zeiten hat der Mensch derartige existenzielle Krisen auf diese Weise zu meistern gesucht. Der Realität gänzlich zu entfliehen, wurde dabei zur größten Versuchung, zumal es dafür schon immer Drogen gab. Zum einen hatte sie der Volksmund schon früh entdeckt, ehe das dann von der Wissenschaft übernommen wurde. Die Grenze zu toxischen Wirkungen war da nie fern, weit schlimmer noch die Nähe zur Entwicklung psychischer und physischer Abhängigkeit. Der Wissenschaft oblag es demgemäß, die Zusammensetzung bestimmter Stoffe hinsichtlich ihrer Fähigkeit zur Suchterzeugung zu erkunden, Persönlichkeitsanalysen Süchtiger vorzunehmen, das gesellschaftliche Umfeld als mögliche Quelle zur Suchtentwicklung zu erforschen und deren gesellschaftliche Duldung oder Ablehnung mitzubestimmen. Schließlich ging und geht es dabei bis heute um gesundheitliche, volkswirtschaftliche und soziologische Aspekte.

Etymologische Ableitungen vermögen zum Verständnis bestimmter Begriffe beizutragen. So leitet sich das Wort *Sucht* von *siechen*, auch *Seuche*, also *Kranksein*, ab. Die medizinische Wissenschaft unterschied schon früh zwischen *Schwind-*, *Wasser-*, *Fett-* und *Gelbsucht*. Der gegenwärtige Anstieg von *Suchtkranken* wirft ein bedenkliches Licht auf unsere gesellschaftlichen Verhältnisse. Die Suchtvarianten werden dabei immer vielfältiger. Sogar der Sport ist inzwischen dafür entdeckt worden. Nur wenige Wissenschaftler befassen sich bisher damit. Vornehmlich besitzen Ausdauersportarten wie Laufen oder Triathlon Suchtpotenzial. Wie bei den Suchtmitteln selbst kommt es auch hier zu Dosissteigerungen des Trainings unter immer kürzer werdenden Erholungsphasen. Nicht mehr Spaß am Sport, sondern zwanghaft ablaufende Motive aufgrund unbewältigter Konflikte in Beruf oder Familie können dahinterstehen. Die ausgeblendete Rücksichtnahme auf den eigenen Organismus oder das Ignorieren von Verletzungen sind – wie generell bei Süchten – vorherrschendes Merkmal.

Für mich ist jede *Sucht* eine Form von *Sehn-sucht*, hinter der ein individuelles *seelisches* Defizit steht, nach dem der *Süchtige* auf der *Suche* ist. Seine *Such-t* verhindert aber, dass er bei seiner *Suche* fündig wird. Deshalb sollte jeder von einer *Sucht* Befallene ver-*suchen*, sein *seelisches* Defizit zu finden, denn mit diesem Fund hätte er schon den ersten Schritt zur Befreiung von der Geißel seiner Abhängigkeit getan.

Die folgenden Zahlen sind aktuelle Erhebungen und werden schon morgen überholt sein. An der Spitze steht in unserer Republik noch immer der *Tabak*, dem 18 Millionen Bürger, davon 30 % Frauen und 43 % Männer, verfallen sind. Ihm folgt der *Alkohol*, der bei 18–59-jährigen vier Millionen Männern und zwei Millionen Frauen an vorrangigster Stelle steht. Von *Medikamentenabhängigkeit* mit psychotroper Wirkung sind zurzeit an die 11,5 % Männer und 19,5 % Frauen betroffen. Gerade der zunehmende Gebrauch solcher Drogen gleicht der schon erwähnten Form des selbst- oder ärztlich verordneten Dopings, um den immer höheren Anforderungen am Arbeitsplatz gerecht werden zu können. *Illegale Drogen* konsumieren insgesamt etwa 8 Millionen ca. 1x/Woche, zwei Millionen davon sind abhängig, Männer doppelt so viel wie Frauen und 21 bis 24-Jährige am häufigsten, 15 % von ihnen bevorzugen *Cannabis*. Die aktuell geführte Debatte um die offizielle Freigabe von *Haschisch* auf ärztliches Rezept oder gar einen genehmigten Eigenanbau demonstriert, wie es um das Seelenheil einer steigenden Zahl unserer Zeitgenossen steht.

Sucht riskiert den Abbau der Persönlichkeit eines Menschen, seinen geistigen Verfall, Gefühlsverödung und Verantwortungslosigkeit im zwischenmenschlichen Bezug und das schließliche Abgleiten in asoziales Verhalten oder Kriminalität.

Inzwischen sind wir Zeuge des immensen Anstiegs auch einer *nichtstofflichen Droge*, die die prospektive Potenz in sich birgt, die Zahlen der stofflichen bald in den Schatten zu stellen. Die Fertigkeiten zur Variabilität der Anwendungsmodalitäten und Qualität von *Computern* haben ermöglicht, auch *die* Hirnbezirke zu bedienen, die für die Entstehung einer *Sucht* verantwortlich sind. Eine *gesteigerte Internetnutzung* ist dabei von einer *Computerspielsucht* zu unterscheiden. Hier gibt es eine Reihe wissenschaftlicher Untersuchungsergebnisse, die alle aufzuzählen ich mir ersparen möchte, nur dasjenige an erst 9–10 jährigen Kindern, bei dem sich mehr als 60 % von ihnen weniger als eine halbe Stunde ohne Nutzung digitaler Medien anderweitig beschäftigen konnten, hat mich zutiefst erschreckt. *Internet-*

abhängigkeit und eine solche vom *Computerspiel* sind also längst reale Wirklichkeit. Auch *Kauf-Sucht* im Internet gibt es bereits. Besorgniserregend ist es, wenn sich Zeitgenossen unter uns besser in einer *virtuellen* statt der *realen* Welt zurechtfinden und Angststörungen vor realen Begegnungen entwickeln, die letztlich im Rückzug aus der Öffentlichkeit münden. Eine neue Form von *Einsamkeit* macht sich hier breit. Bereits vorliegende Fragebögen vermögen zu verraten, ob man sich schon auf dem Wege dorthin befindet. Die Möglichkeiten zur Manipulierung des *Geistes* und der *Seele* des Menschen mittels dieser digitalen Maschinerie haben jedenfalls bereits eine Dimension angenommen, die zu großer Sorge Anlass gibt. Überdies bewirken sie, den stofflichen Konsum von Drogen noch zu steigern.

Was für einen Dienst hat sich der Mensch mit dieser Schöpfung nun eigentlich erwiesen angesichts der Fülle täglich neu zutage tretender Gefahren, Entartungen und Folgen ihres Gebrauchs bis hin zu kriegerischer Nutzung, und in welchem Verhältnis dazu steht ihr *wahrer* Nutzen? Auf diese beiden Fragen konnte mir bis heute niemand eine vollkommene Antwort geben.

Der Raubbau mit den Sinnesorganen

Bei dieser Wissensjagd und Gier nach Information kommt es über die Fülle der geschilderten negativen Einflüsse durch Bildschirme hinaus auch zu direkten körperlichen Folgen am Empfangsorgan Auge. Es ist weiter ein Unterschied, ob ich auf Papier Gedrucktes lese oder Texte von einem elektronisch gespeisten Bildschirm abschaue. Wenn wir die inzwischen hinreichend bekannten Stunden betrachten, die viele Menschen täglich am Computer verbringen, wozu sich auch noch das Fernsehen gesellt, brauchen wir uns nicht über die Zunahme von Kopfschmerzen, Brennen, vermehrtes Tränen oder extreme Trockenheit, immer frühzeitiger auftretende Erkrankungen der Augen und damit notwendig werdender Operationen oder über den ansteigenden Einsatz von Sehhilfen und manches mehr zu wundern. Die Schutzbedürftigkeit dieses ziemlich im Zentrum stehenden Sinnesorgans sollte uns, insbesondere angesichts der ebenfalls ansteigenden Gewohnheit, Literaturstudien über den Computer zu betreiben, mehr als bisher bewusst sein. Wir können schon heute von einer Übervisualisierung (Überbeanspruchung des Sehorgans Auge) des Menschen unserer Tage sprechen, die auch nachteilige Auswirkung auf unser Gehirn mit sich bringt. Wir sollten uns dabei unserer Kindertage erinnern, wo sich Staunen und Anregung unserer Fantasie abgespielt hatte, wenn wir Märchen gelesen hatten oder sie uns *vorgelesen* wurden. Auch heute kann das noch nachempfunden werden, wenn wir statt Schauen eines Films die gleiche Handlung in einem Hörspiel empfangen. Oder wenn wir ein spannendes Buch gelesen haben, das später verfilmt wurde, verlassen die meisten von uns das Kino enttäuscht, weil unser eigener Film, den wir beim Lesen des Buches produziert hatten, zehnmal spannender war.

Diesen Appell an die Notwendigkeit des Schutzes unserer Augen möchte ich nutzen, gleich etwas auch zu den übrigen Sinnesorganen hinsichtlich ihrer heute ebenso notwendigen Schutzbedürftigkeit zu sagen, auch ohne engeren Bezug zu elektronischen oder digitalen Medien.

Da folgt unser Gehörorgan hinsichtlich seiner zivilisatorischen Ruinierung ziemlich dicht den Augen. Der Lärm unserer überzivilisierten Welt hat Ausmaße angenommen, die die Schöpfung nicht ahnen konnte. Nicht allein die modernen Errungenschaften für die Mobilität haben ihren Anteil daran, nein, heutzutage soll jeder Schritt und Tritt akustisch begleitet werden. Wo man auch hinkommt, in *Kaufhäusern, Wartezimmern der Ärzte, der Behörden*, in *Restaurants, öffentlichen Toiletten, Bahnhöfen, Sportstadien oder Fitnessstudios*, empfangen einen akustische Untermalungen. Dazu treten die eigens betriebenen musikalischen Berieselungen im Auto, zu Hause, in der Freizeit, bei Festen, unterwegs mittels Walkman, vor allem aber in *Diskotheken*, wo die Lautstärke von Schwerhörigen justiert zu sein scheint. Nimmt es da Wunder, dass wir bereits von *Schwerhörigen* und *Tinnituskranken* umringt sind? Von alledem werden wegen der damit verbundenen Stresseinflüsse das *Gefäß-*, das *Immunsystem*, vor allem aber wieder die *Seele* erfasst. Der Mensch muss dringend den Wert von *Stille* wiederentdecken.

Während also besonders *Augen* und *Ohren* zu Zielobjekten moderner Technik und der Unterhaltungsindustrie geworden sind, werden das *Riechen, Schmecken* und *Fühlen* zum Werk geheimer Verführer der *Chemiebran-*

che, Gastronomie und *Kosmetikindustrie*. Was die ständige musikalische Berieselung für die Ohren bedeutet, ist für die Nase die vielfache, meist penetrante *Be-duftung* alles Gegenständlichen des täglichen Umgangs. *Düfte* sind somit zu einem Marketing-Instrument geworden. Sogenannte *Air-Designer* haben diese Marktlücke entdeckt und berufen sich auf wissenschaftliche Studien, die den Geruch als wesentlichen Erfolgsfaktor des Handels ausgemacht haben. Sie vollführen seitdem Eingriffe in die Persönlichkeitssphäre ihrer Mitmenschen, die ihresgleichen suchen.

Angefangen beim *Toilettenpapier* sind auch *Schnupftücher, Briefpapier, Waschpulver, Kosmetika*, sogar *Lebensmittel* und *Getränke* Opfer dieser Invasion geworden. Nicht nur gutes Aussehen von Produkten, sondern eben ein bestimmter Geruch dieser wird heute vom *‚Emotional-Marketing'* verlangt.

Neben dieser gegenständlich begrenzten *Be-duftung* wollen diese Heilsbringer aber mehr. So soll bald die gesamte Atmosphäre menschlicher Zivilisation in ihre Beglückungen einbezogen werden: *Einkaufszentren, Hotels, U-Bahn-Schächte, Airports, Modehäuser, Elektromärkte, Autos* und vieles mehr sollen künftig nicht mehr von ihren Kreationen verschont bleiben. Dabei nutzen sie Klimaanlagen als willkommene Transferwerkzeuge.

Statt selbst ausgewählter Duftnoten für individuelle Bedürfnisse vollzieht sich mit solch unbegrenztem Einsatz willkürlich hergestellter chemischer *Osmotika* (Duftprodukte) nicht nur eine Form von *Bevormundung*, sondern sogar ein Akt von *Körperverletzung*. Die freie Entfaltung der

Persönlichkeit, wie sie das Grundgesetz fordert, ist dabei nicht mehr garantiert und die Folgen davon sind nicht vorhersehbar. Mögliche allergische Reaktionen können damit ausgelöst, ja sogar das psychische Gleichgewicht erheblich beeinträchtigt werden. Die Riechnerven gehören zum einzigen Sinnesorgan, das eine gesonderte Verbindung zu *der* Hirnregion besitzt, wo über Qualität, Harmonie und Wohlbefinden eines Individuums entschieden wird. Deshalb darf hier keine ständige Fremdbestimmung erfolgen, da andernfalls die Balance des *PNI*-Systems Schaden nimmt. Alle Sinnesorgane müssen sich dauerhaft in natürlicher Atmosphäre erholen können. Dass bestimmte Gerüche auch Schnüffel-Sucht zu erzeugen vermögen, soll der Vollständigkeit halber nicht unerwähnt bleiben. Davon sind insbesondere Kinder bedroht.

Weitere Belastungen des Riechorgans, und damit auch der Atemwege, gehen von *Industrieabgasen, der Autoindustrie, den Stallungen mit Massentierhaltung, der Fäkalien- und Pflanzenschutzausbringung* in der Landwirtschaft und nicht zuletzt vom *Tabakkonsum* aus. Letzterer hat durch eine besondere Verbindung zum Suchtzentrum im Gehirn fatale gesundheitsgefährdende Auswirkungen. Der gesundheitliche Schutz des Menschen ist hier vom Staat über viele Jahrzehnte vernachlässigt worden. Erst die Explosion der Kosten für gesundheitliche Rehabilitation der schädigenden Folgen vom *Nikotinabusus* hat zum gesetzlichen Nichtraucherschutz geführt, nicht die Liebe zum Nächsten.

Was nun die Gaumengenüsse anbelangt, wird es nicht überraschen, dass sich auch hier eine Menge abspielt, das nicht guttut. Zeitgenössische ‚Alchimisten' geben sich gerne bei der Ernährung ein Stelldichein. Unsere Nahrungsmittel werden aus vielerlei Gründen immer mehr durch züchterische und gentechnische Eingriffe ihrer Ursprünglichkeit beraubt und somit auch ihres geschmacklichen Charmes. *Geschmacksverstärker* sollen das dann wettmachen, die jedoch schon in den Verdacht geraten sind, an der Entstehung regionärer Hirnerkrankungen mitbeteiligt zu sein. Und dennoch versichern Gastronomen und Köche, auf ihren Einsatz nicht (mehr) verzichten zu können. Das Karussell der Unvernunft beginnt sich also immer schneller zu drehen. Somit gilt es, besondere Sorgfalt walten zu lassen hinsichtlich dessen, was wir uns einverleiben.

Noch haben wir geringe Freiheit, um *Farbstoffe, Emulgatoren, Glutamate* und unzählige andere chemische Fremdstoffe einen Bogen zu machen. Vor allem unseren Grundnahrungsstoffen, den *Kohlehydraten, Fetten und Eiweißen,* sollten wir hinsichtlich ihres Maßes auf unserer Speisekarte weit mehr als bisher Beachtung schenken. Etwa in den letzten fünfzig Jahren haben sich die Kohlenhydrate an die Spitze der Ernährungsgewohnheiten gesetzt, was ebenfalls die ‚Alchimisten' mit zu verantworten haben. Das Sortiment der Nahrungsangebote in den Supermärkten spiegelt das wider wie auch das damit induzierte Begehren des stressgeplagten Menschen unserer Tage nach Kohlenhydraten. Das sind die Zuckerstoffe, zu denen neben Süßigkeiten alle Brotsorten, Kartoffeln, Mais, Rüben und Hülsenfrüchte zählen. Diesen haben wir neben der verbreiteten Bewegungsträgheit des modernen Menschen die katastrophale Zunahme vornehmlich der Zuckerkrankheit, der Gicht, der Erkrankungen des rheumatischen Formenkreises, der Fettsucht, der vielseitigen Gefäßkrankheiten, insbesondere der Gefäße, die unser Gehirn versorgen, des Bluthochdrucks und noch weiterer Erkrankungen mit zu verdanken.

Schließlich noch ein Wort zu unserer *Haut*, dem größten Organ unseres Körpers, das auch als *Spiegel der Seele* gilt und für eine Fülle von Funktionen zuständig ist. Es hatte wohl noch nie so viel auszustehen wie in unseren Tagen. Obwohl es die Spatzen von den Dächern pfeifen, ignoriert der moderne Mensch das Wissen über den *schwarzen Hautkrebs*, der nicht zuletzt – wie so vieles andere – Folge des Klimawandels, aber auch eigenen Verschuldens ist. Dort, wo die Haut von so etwas Schrecklichem verschont geblieben ist, wird sie heute *bemalt, gepierct, tätowiert, sonnenverbrannt, hygienisiert, entfettet oder verfettet, luftisoliert* und manches mehr. Die Zunahme von *Kontaktallergien, Ekzemen, Juckreiz, Entzündungen* und eben dem *Krebs* ist die Antwort darauf. Auch die viel zu häufige und zu intensive Anwendung unzähliger *Cremes, Salben, Tinkturen, Badezusätzen, Parfüms*, das mehrmalige tägliche *Duschen, Baden* und *Seifenanwendungen* vermindern den natürlichen Säureschutzmantel der Haut und damit den Schutz gegen äußere Einflüsse aller Art, besonders auch gegenüber mittels Nanotechnik veränderten, gebleichten und gefärbten Stoffen sowie *parfümierten Waschpulvern* mit *Farbstoffen, Enzymen* und *Konservierungsmitteln*.

So könnten wir abschließend die Frage stellen: Will der Mensch gemäß der Order Gottes sich nicht mehr allein die Erde, sondern nun nach dem eigenen Willen auch seine Organe untertan machen?

Angesichts all der geschilderten Torheiten und menschlicher Unvernunft sieht die gegenwärtige Bilanz des Homo sapiens hinsichtlich seines existentiellen Selbstverständnisses sowie seines Verantwortungsgefühls als Gast auf diesem Planeten prekär und blamabel aus. Und so wollen wir deswegen wieder zur zentralen Ursache dieses ganzen Desasters zurückkehren.

Am Anfang war die Angst

In der Bibel verkündet der Evangelist Johannes: *Am Anfang war das Wort*. Für mich war es immer die *Angst*, denn in ihrem Namen ist nach dem Verlust des Paradieses alles, aber auch alles Böse auf Erden geschehen. Das hatte der Schöpfer natürlich vorausgesehen. Und so haben wir ihm, wie eingangs erwähnt, die Einrichtung funktionierender Automatismen in unserem Organismus zu verdanken, zu denen speziell im Hinblick auf die *Allergien* und *Phobien* vorrangig das autonome Nervensystem und das Immunsystem zählen. Letzteres muss deswegen zur Erfüllung seines Auftrages sehr frühzeitig die Unterscheidung vom *Selbst* zum *Fremden* lernen. Der Erwerb dieser Kunst spielt sich deshalb schon in der Embryonalphase ab. Bei der Geburt besteht dann bereits sogenannte *Immuntoleranz*, also die Gewähr, dass nicht eigene körperliche Substanz angegriffen oder gar vernichtet wird.

Im Namen der Angst können diese verlässlichen Einrichtungen dann aber derart strapaziert werden, dass Sicherheit für Leib und Leben auf dem Spiel steht. Das kann schon beim genannten Wachstum im Mutterleib beginnen. Verläuft eine Schwangerschaft nicht in seelischer Harmonie, sondern in vielfacher Sorge oder mit existentiellen Ängsten, wird auch der Fötus davon erfasst mit vielfachen Folgen. Nicht allein spätere seelische Stigmata mit Neigung zu *Phobien* können das sein, sondern durch die dabei sich vollziehende Miterfassung auch des Immunsystems können ebenso die *Allergien* als somatisches Korrelat der *Angst* verstärkt in Erscheinung treten.

Inzwischen wissen wir zudem, dass der gegenwärtig in der Bevölkerung und damit auf unseren Geburtsstationen immer beliebter gewordene Kaiserschnitt für die Einbuße immunologischer Kapazität mit Verantwortung trägt. Der Weg des Embryos durch den dunklen Geburtskanal zum Licht des Erdendaseins sorgt nämlich gerade für den notwendigen frühzeitigen Kontakt mit *Fremdem*, hier vornehmlich der *feindseligen Mikrobenwelt*, womit die zelluläre Mannschaft der immunologischen Abwehrliga trainiert und späteres Auftreten von *Allergien* weitgehend verhindert wird.

Wir müssen uns eben immer aufs Neue die Vielgestaltigkeit der *Angst*, ihre Auswirkungen und ihre Bedeutung innerhalb menschlicher Existenz bewusst machen. Auch gute Taten können allein im Namen der *Angst* geschehen. Sie vermögen doch Böses zu vertreiben. Die *Angst* ist also der Schlüssel zum Verständnis fast allen Geschehens auf Erden, auch dort, wo wir sie gar nicht vermuten oder wahrnehmen. Die Fülle ihrer Bewältigungsstrategien durch den Menschen über die Jahrtausende hinweg ist deshalb verständlich und wird nie versiegen. Wieder einmal hat sich zurzeit dabei der *religiöse Glaube* an die Spitze begeben.

Neben den offenen Kriegen zwischen den Menschen geschehen kriegerische Handlungen jedoch weit häufiger unsichtbar, nämlich im *mikrobiologischen* Raum, und vermögen zu schweren Erkrankungen zu führen. Die *Angst* ist doch die Mutter der *Phobie* und in gewisser Hinsicht damit auch der *Allergie*, da diese ja eine *Schwester* der *Phobie* ist, wie wir inzwischen wissen. Gerät die *Angst* aus der Kontrolle, aus welchen Gründen auch immer, hat das vielfache Folgen nicht allein für die *Seele*, sondern natürlich auch für das *Immunsystem*. Die enge Verbindung zwischen *Nerven-* und *Immunsystem* führt dann zum Einzug von Unvernunft und Panik auch in die zelluläre Welt. Alle Zuverlässigkeit, verantwortungsvolle Tätigkeit bis hin zur bewunderten Intelligenz der Zellen gehen dann augenblicklich verloren und gipfeln schließlich im kriegerischen Feldzug gegen den eigenen Wirt. Das nennt die Wissenschaft Autoaggressivität (Angriff gegen das Selbst), die dann zu sogenannten Autoimmunkrankheiten führt. *Freund* und *Feind* können dann nicht mehr unterschieden wertden.

Solche Tragödien spielen sich täglich tausendfach ab und haben das schon seit Bestehen der Menschheit getan und dabei Imprägnationen im Erbgut hinterlassen, sodass Menschen schon mit einer Autoimmunerkrankung geboren werden. Ich nenne einige der bekanntesten: die *Neurodermitis*, ein schon das Säuglingsalter und meist die gesamte Kindheit strapazierendes Hautleiden; der *Morbus Crohn* und die *Colitis ulcerosa*, beides sehr lästige Erkrankungen des Dünn- und Dickdarms; die *Psoriasis*, die sogenannte *Schuppenkrankheit* der Haut, die auch die Gelenke befallen kann; die aggressive Variante einer rheumatischen Erkrankung, die sogenannte *Primär chronische Polyarthritis rheumatica*. Auch eine Fülle sonstiger chronischer Krankheiten haben häufig ihre Wurzeln im Erbgut.

Die *Angst* gehört also zum Leben wie Essen, Trinken und Schlafen. Ohne ihre ständige Gegenwart würde, wie mehrfach schon betont, jegliches gesellschaftliches Miteinander auch nicht funktionieren. Sie darf nur nicht ausarten. Mit allem, was der Mensch über die Jahrtausende bis zum heutigen Tag gegen die Angst zu unternehmen versucht hat, hat er sich jedoch mehr und mehr in ihrem Dschungel verirrt und verfangen und sie zur Hydra ausarten lassen. Dieser Umgang mit ihr leidet so jeden Tag aufs Neue Not. Und damit schließt sich der Kreis zur *Allergie der Seele*, den *Phobien*, um deren Bewältigung es vornehmlich in diesem Buch geht.

Mitnichten habe ich dabei aber die Absicht verfolgt, die Fülle vorhandener Literatur über *Allergien* und *Phobien* mit einem weiteren Exemplar beschweren zu wollen. Mein zentrales Anliegen ist vielmehr, die Entdeckung der *Schwesternschaft* beider im Hinblick auf ihre zur Genüge geschilderten Gemeinsamkeiten, nämlich ihres Wesens, ihrer vielfältigen (Aus-)Wirkungen, ihrer ständigen Zunahme, ihres Gefahrenpotentials sowie ihrer Behandlungsformen bekannt und bewusst zu machen.

Der Schwerpunkt dieses Buches soll somit auf dem Gebiet der *Prävention* liegen. Anhand zweier sehr unterschiedlicher, jedoch immer beliebter gewordenen Begegnungsstätten der Menschen unserer Tage möchte ich im folgenden Kapitel zeigen, dass sich schon seit Langem zwei Formen von *instinkthaft* anmutender *Selbsthilfe* in unserer Gesellschaft gebildet haben, nämlich eine *kollektive* und eine *individuelle*. Beide sind bis heute von der Öffentlichkeit weder so empfunden noch bewusst wahrgenommen worden, obwohl sie schon einen hohen Beitrag zur Regenerierung und Stabilisierung der *Seele* geleistet haben, von deren Verfassung ja, wie wir inzwischen zur Genüge erfahren haben, nicht allein unsere tägliche Befindlichkeit, nein, die gesamte Existenz des Menschen in dieser globalisierten, reizüberfluteten und stressbeladenen Welt abhängt.

Nach der Vorstellung dieser beiden Beispiele werde ich noch ganz Persönliches jedem meiner Leser mit auf den Weg geben wollen. Beginnen wir also mit der *kollektiven* Variante.

Die Suche nach Geborgenheit

Fußball, die schönste Nebensache der Welt?

Auf dem Weg zur Bewältigung der *Allergie der Seele* wollen wir als Erstes einen Ausflug machen zu etwas, das ähnlich starke Wirkungen auszuüben vermag wie eine Sucht, jedoch ohne deren schreckliche Folgen. Dieser Abstecher soll auch unserer wohlverdienten, ja notwendigen Erholung dienen. Er will uns nämlich mit einer inzwischen zu einer weiteren Parallelwelt gewordenen Attraktion bekannt machen, die den meisten von uns zwar nicht fremd, deren tiefere Bedeutung aber den wenigsten geläufig ist.

Der bis ins Mittelalter hohes Ansehen genossene römische Dichter *Decimus Junius Juvenalis* (60–140 n. Chr.) hatte sich zu seiner Zeit besonders kritisch über die Verderbtheit seiner Zeitgenossen, besonders in Rom, geäußert und dieses in satirischen Schriften niedergelegt. Er war für eine spitze Zunge bekannt, wodurch er auch Urheber vieler sogenannter *geflügelter* Worte wurde. Er war es auch, den die bis zur Raserei herrschende Begeisterung an Circusspielen zu dem Ausspruch *Panem et circenses, Brot und Circusspiele*, veranlasst hatte, womit er seinen Mitbürgern ihre offenbar nur zwei Bedürfnisse vorhalten wollte, nämlich Völlerei und Vergnügungen ohne eigene

Anstrengungen. Ein Schelm, der dabei an etwas unserer Tage denkt?

Ja, ich will in der Tat etwas über den Fußball sagen, da dessen gesellschaftliche Bedeutung Ausmaße angenommen hat, die es wert sind, näher betrachtet zu werden. Keine andere Sportart hat nämlich einen auch nur annähernd hohen Siegeszug absolviert. Ihre Attraktivität hat bereits über eineinhalb Jahrhunderte hinweg nicht gelitten. Eher erleben wir das Gegenteil, obwohl sich alles fast noch in gleicher Form abspielt und Langeweile doch ziemlich schnell beim Menschen unserer Tage aufzukommen pflegt. Somit ist das ein Phänomen, dem nachzuspüren sich wirklich lohnen muss.

Die Geburtsstunde des Fußballs reicht weiter zurück, als wir ahnen. Genaueres ist rar. Immerhin sollen schon um 300 v. Chr. Spiele mit einem kleinen Lederball in China und Amerika erfolgt und auch von den Azteken Ähnliches praktiziert worden sein. Offiziell gilt England als Gründernation des heutigen Fußballs im Jahre 1863, wo es auch zur ersten Gründung eines Vereins und zu festen Spielregeln gekommen war.

Einst hatte es geheißen, Fußball sei die schönste Nebensache der Welt und lange hatte er demgemäß auch gesellschaftlich eine unbedeutende Rolle gespielt. Fußballspieler genossen zudem den Ruf, Verstand nur in den Beinen zu besitzen. Inzwischen tragen sie sich in goldene Bücher großer Städte ein und manche haben schon mit Ende Dreißig für ihr Leben ausgesorgt. Es muss also etwas geschehen sein, das zu diesem grellen Wandel geführt hat.

Anlässlich der Fußball-Weltmeisterschaft im Jahre 2010 fiel mir ein Essay des Theologen und Sozialwissenschaftlers *Matthias Sellmann* in die Hände mit dem Titel: *Lachen, Heulen, Jubeln, Beten, Fußball als Schule des Glaubens.* Hier hatte sich gar ein Theologe Gedanken über den Fußball gemacht. Er führte in diesem Essay die Gewohnheit von Jesus an, gerne in Gleichnissen zu den Menschen zu sprechen, um ihnen das Reich Gottes verständlich zu machen. So hätte Jesus gewiss auch den Fußball dafür genutzt, wenn er zu seiner Zeit schon eine ähnliche Rolle wie heute gespielt habe, meint *Sellmann* schließlich. Er scheint Recht zu haben. Die Verbindung zum Religiösen zeigt sich heute gar nicht so selten, wenn einzelne Spieler sich vor einem Spiel oder einem Elfmeter bekreuzigen.

Sellmann zitierte dann weiter den Fußballphilosophen *Dirk Schümer*, der einmal gesagt hat: *Fußball ist die Kunst des Scheiterns.* Und der Philosoph *Martin Seel* meint dazu: *Ein Sportler ist jemand, der in aller Öffentlichkeit und auf virtuose Weise etwas zu tun versucht, das er nicht kann.*

Wenn sich also gar Philosophen zur Beschäftigung mit dem Fußball herabgelassen haben, muss das wirklich zu denken geben und ich fühle mich bestätigt, von Anfang an beabsichtigt zu haben, dieser Thematik ein eigenes Kapitel zu widmen.

Das, was *Sellmann* und die genannten Philosophen recht unerwartet besonders herausstellen, nämlich den Versagensfaktor im Sport, hat etwas Faszinierendes. In dieser Argumentation steckt nämlich *ein* Kern zum vollen Verständnis der außergewöhnlichen Karriere des Fußballs.

Seine Idee basiert tatsächlich auf den wesentlich defizitäreren anatomischen und funktionellen Bedingungen der unteren Extremitäten gegenüber den oberen. Beim Handball fallen demgemäß regelmäßig Tore in zweistelligem Bereich. Die unzulänglicheren Bedingungen der Beine und Füße werden zudem beim Fußball durch das strenge Verbot der Zuhilfenahme der Hände zur Lenkung des Balles ja noch gesteigert. Artistik mit den Füßen bewirkt also mehr Staunen und Respekt auf den Rängen als jede andere Sportart und hat Kicker schließlich zu Stars werden lassen.

Auf der anderen Seite ist aber das Kraftpotenzial der Beine dem der Arme überlegen, wodurch der Fußball eine aggressivere Note erhält und somit weitere Bedürfnisse beim Publikum zu bedienen vermag. Die schon zur Gewohnheit gewordenen Randale und Skandale in den Stadien und Straßen der Austragungsorte von Spielen illustrieren das anschaulich.

Inzwischen bietet der Fußball sogar der Wissenschaft ein Feld für Forschung, Lehre und akademische Ehren, was nicht zuletzt der sich ständig optimierenden optischen, elektronischen und digitalen Technik zu sekundenhaften Kontrollen und akribischen Analysen zu verdanken ist.

Dennoch bietet das bisher Gesagte nicht das, worum es in diesem Kapitel gehen soll. Es ist etwas, das nicht dem *Körperlichen* zu entnehmen ist, sondern – wie es sich für dieses Buch gehört – dem *Geistig/Seelischen*. Es ist der psychosoziologische Vektor, der das eigentliche Rückgrat dieser Sportart bildet. Das beginnt schon bei den Heimatvereinen, die neben ihrer nachwuchsfördernden Aufgabe Unterhaltung, Lebensfreude und Gemeinschaftsgefühl spenden. Die sich trennenden Wege von Eheleuten an Wochenenden des Fußballs wegen sind dunkelste Vergangenheit. Inzwischen gibt es ja schon den Frauenfußball mit einer sich ebenfalls ständig steigernden Attraktivität.

Zutage tritt der tiefere seelische und soziologische Hintergrund allerdings erst in einer Nationalmannschaft, die inzwischen überall auf der Welt als Minikollektiv das Megakollektiv einer ganzen Nation vertritt, und das auch nicht mehr ausschließlich auf dem Fußballfeld. So hat diese Sportdisziplin schon lange den Radius reiner Unterhaltung gesprengt. Infolge des in den vorausgegangenen Kapiteln dieses Buches zur Genüge angesprochenen Schwindens des Gefühls existenzieller Sicherheit ist das Bedürfnis nach ihr exponentiell gestiegen. Die Bestrebungen nach immer mehr Perfektion in diesem *Sport mit den Füßen* erscheinen demzufolge wie ein *kategorischer Imperativ.*

Eine Nationalmannschaft hat demgemäß die Hypothek von Erwartungen und Wünschen einer stetig wachsenden Zahl von Menschen nach vollkommener Geborgenheit und Glück übernommen. Die Spieler repräsentieren somit für ihre Mitmenschen Schutz und Stärke und sind sich wohl auch selbst dieser Last schon bewusst, während ihren Fans das Bewusstsein für den wahren Hintergrund ihres Verlangens nach Fußball noch fehlt. Jedenfalls ist diese Sportart bereits zum Gradmesser, zum Stimmungsbarometer oder gar zum Symbol für nationale Befindlichkeit und Geltung in der Welt geworden und imponiert damit ziemlich verblüffend als ein Antipode zur so viel gepriesenen Globalisierung. Dabei gerät sogar die Definition Spiel immer riskanter an ihre Grenze zum Kampf und damit der Fußball in den Verdacht einer stellvertretenden Form völkischer Rivalität.

Die Grundstruktur des Fußballs gleicht fast der des menschlichen Lebens, in dem es ebenso vorrangig um Bestehen durch Leistung und um Streben nach einem sicheren Ziel geht. So darf es nicht (mehr) verwundern, dass es für Staatsoberhäupter zur Pflicht geworden ist, bei Meisterschaftsspielen gegenwärtig zu sein. Ebenso wenig sollte noch überraschen, dass Kultursender nicht auf die Mitteilung der Ergebnisse von Fußballspielen verzichten (dürfen), und dass Fachausdrücke dieses Sports immer mehr in der Alltagssprache der Gesellschaft Verwendung finden. Bemerkenswert und fast überraschend ist dann auch noch, wie das pädagogisch und gesellschaftlich immer wieder geächtete Autoritätsprinzip im Fußball jedoch seine Unverzichtbarkeit für gedeihliches menschliches Miteinander beispielhaft zur Schau stellt.

Der Fußball ist schließlich mit einem Anker auf der hohen See des Lebens vergleichbar. Seinen ursprünglichen gesellschaftlichen Rang, vornehmlich dem Vergnügen zu dienen, hat er schon längst verlassen. Er repräsentiert inzwischen vielmehr Ersatzfunktion zur Ableitung von Spannungen zu seelischer Harmonisierung, zur Bewahrung vor Zuflucht zu Drogen oder in virtuelle Welten, zu Trost und Hilfe in Not oder Verzweiflung und weist damit seine universale Dimension aus, was ihn grundsätzlich von allen anderen Sportarten unterscheidet. Wenn es also den Fußball bis heute nicht geben würde, hätte er wohl jetzt erfunden werden müssen. Er sollte nur seiner immer extremeren Kommerzialisierung und seinem inzwischen leider auch zutage getretenen Korruptionsmakel Einhalt gebieten, um nicht den Sinn des Sports schlechthin und im Besonderen des Fußballs aufzuheben oder gar aufzugeben und damit all das zu gefährden, was er ohne Frage an Verdienstvollem leistet, geleistet hat und hoffentlich noch leisten wird.

Auch sollte Verlieren und Versagen der Idole auf dem Spielfeld beim Zuschauer nicht in Depressionen, Herzinfarkten, Ängsten, Panik oder gar Selbstmord enden. Schließlich geht es doch nur um ein Spiel. Vor allem sollte es nicht beim passiven Genuss der artistischen Aktionen in den Stadien bleiben, sondern dieser Sport auch zum Vorbild werden für eigene körperliche Mobilisierung, ja wieder zur Besinnung auf die im vergangenen Jahrhundert so sträflichst geächteten Tugenden wie Disziplin, Askese, Bereitschaft zum Verzicht, Gehorsam, Pflichtbewusstsein, Fairness, Respekt und manches mehr. Ohne diese Tugenden könnte doch kein Schiedsrichter ein Spiel pfeifen, kein Spieler oder Trainer je ein Spiel gewinnen. Fußball als Schule des Lebens, das könnte die Krönung seiner Bedeutung und die Lüftung des Geheimnisses seiner nicht versiegenden Attraktivität sein. Deshalb ist er hier auch so ausführlich zu Wort gekommen. Jeder vermag nun seine ganz eigene, individuell ausgerichtete Lehre daraus zu ziehen.

Diese *kollektive* Variante unterscheidet sich bemerkenswert von den vielen anderen Formen gemeinschaftlicher

Selbsthilfe, wie ein Familienverband, ein Freundeskreis, Vereinsleben und manches mehr, durch sein inzwischen alle gesellschaftlichen Normen überragendes Wirkungsspektrum.

Wenden wir uns nun der *individuellen* Variante zur Befriedung der *Seele* zu.

Ordnung ist das halbe Leben

Das Beispiel des Fußballs hat uns viel lehren können, nicht zuletzt auch, welch ungeheuerliche Bedeutung dabei der *Seele* zukommt. Nochmals soll betont werden, wie wenig jedoch die Beliebtheit dieses Sports bisher zu größerer Verbreitung und Pflege der genannten Tugenden, ihrer intensiveren Übertragung auf das gesamte öffentliche Leben und schließlich das sportliche Element selbst zur Leistungs- und Lebensfreude des einzelnen Menschen beizutragen vermocht hat. Dabei hätten wir doch einen solchen Impetus angesichts der Bilanz aus allen Kapiteln dieses Buches bitter nötig.

Wenn ich immer häufiger von Menschen, die an die Grenze ihrer *seelischen* Kapazität gelangt sind, höre, dass sie eine Auszeit in einem Kloster beabsichtigen oder bereits genommen haben, bringt dieser (Aus-)Weg auffallend dringlich Sehnsucht nach Stille und Geborgenheit, Notwendigkeit zur Besinnung oder das Bedürfnis, mittels meditativer Übungen und Schnuppern an asketischer und spiritueller Lebensführung eine Neujustierung des eigenen *Lebensakkus* erreichen zu wollen, zum Ausdruck.

In Klöstern verläuft ja jeder Tag nach einer gewissen Ordnung. Das Wort *Ordnung* ist dem lateinischen *Ordo* entlehnt, was so viel wie *Reihe, Grad, Regel,* aber auch *Rang* oder *Stand* bedeutet. In einer Fülle von Wörtern begegnet uns dieser lateinische Begriff. Klöster gehören einem bestimmten *Orden* an, woraus auch die Verleihung von *Orden* hervorgeht. Ein Staat kann nicht ohne Ver-*Ordnungen* auskommen und ein Parlament nicht ohne Abge-*ordnete.* Hat jemand eine *Order* erhalten, muss er einen bestimmten Auftrag nach einer bestimmten *Ordnung* erfüllen.

In der Medizin gibt es eine spezielle Form von Therapie, der sie sich im Bereiche der Rehabilitation immer intensiver bedient, also dort, wo vorausgegangene Behandlungen ohne sichtbares Ergebnis verlaufen sind oder sie von vornherein gar nicht angezeigt gewesen waren. Sie nennt sich *Ordnungs*therapie und orientiert sich an der *Diaita*, dem griechischen Wort für Lebens*ordnung*. Das uns geläufige Wort *Diät* ist daraus abgeleitet, worunter wir meist nur etwas verstehen, das mit Essen und Trinken zu tun hat. Das ist aber nicht richtig.

Ich habe schon einmal darauf hingewiesen, dass heutzutage nur noch Verlass auf sich selbst geboten sein sollte. Das heißt, dass wir weit mehr als zu Zeiten, wo Vater und Mutter sich noch vor uns stellen konnten, stellen durften, stellen sollten oder auch gestellt hatten, wo also noch eine *Familie* zur ‚Standardausrüstung' gegen Gefahren für Leib und Leben gehört hatte, heute ganz allein für unser

Leben Verantwortung übernehmen müssen und es auch sollten. Was bleibt uns denn anderes übrig angesichts einer immer anonymer werdenden Gesellschaft, in der die *Seele* ‚Frosttemperaturen' immer sinkenderer Grade ausgesetzt wird. Unsere Sorge hat nicht allein dem leiblichen, sondern in weit höherem Maße dem *seelischen* Wohl zu gelten, da die Gefahr, Opfer einer *Allergie der Seele* zu werden, ständig steigt. Dabei besäßen wir im Gegensatz zu Milliarden Menschen auf dieser Erde noch in hohem Maße die Voraussetzungen zu unverzüglicher Korrektur derartiger Verhältnisse in einem Land, das noch zu den reichen dieses Planeten gehört.

Wir benötigten dafür nur etwas, das uns erst einmal keinen Cent kosten würde, da wir nur Anleihe bei etwas zu nehmen brauchten, das über Jahrtausende hinweg weder Gültigkeit noch Bewährung oder Zuverlässigkeit eingebüßt hat. Es ist sogar, wo gibt es so etwas überhaupt noch, auch mit einer dauerhaften Garantie ausgezeichnet, weil es von der Schöpfung selbst stammt. Es sind … die *Instinkte*, die uns Vorbild und Orientierung ungeahnten Ausmaßes bieten für alles, was mit unserer Existenz zusammenhängt.

Gerade habe ich von den Tugenden gesprochen, die bereits größtenteils schon unter die Räder unserer Wohlstandsgesellschaft geraten sind oder in der schon erwähnten Kulturrevolution des vergangenen Jahrhunderts für entbehrlich erklärt wurden. Was verkörpern diese Tugenden anderes als das, was uns in den *Instinkten* sicht- und spürbar von der Schöpfung täglich offenbart wird. Kein

Tier in freier Wildbahn würde nach seiner Geburt ohne sie auch nur eine einzige Minute überleben können. Und wir Menschen?

Unsere gesamten vegetativen, auch autonom genannten leiblichen Funktionen, vor allem die Leistungen unseres Immunsystems, basieren auf ihnen. Wir wären ohne sie gar nicht lebensfähig. Ihr funktioneller Automatismus entspricht nichts anderem als *Instinkthaftem*. Hier verrät uns die Schöpfung ihr ganz *spezielles Prinzip*, mit dem sie Wunder zustande bringt, die ihre Wertigkeit und Unentbehrlichkeit über unzählige Jahrtausende unter Beweis gestellt haben und genau deshalb täglich noch nach dem gleichen Muster bei allen Lebewesen dieser Erde ablaufen. Das meiste vom Menschen Geschaffene verliert hingegen seine Gültigkeit schon nach immer kürzer werdenden Zeitperioden. Und warum? Weil wir den Bezug zu den *Tugenden* und damit zu ihren Wurzeln, den *Instinkten*, verloren haben.

Wir brauchten nur zuzugreifen, um unsere Versäumnisse, Verfehlungen, Ungerechtigkeiten, Unwahrhaftigkeiten, Sinnlosigkeiten, Lieblosigkeiten und vieles mehr mit ihnen revidieren oder wieder reparieren zu können. Was hindert uns also, von dieser in jeder Sekunde uns begleitenden schöpferischen Gabe Gebrauch zu machen? Wieder nur ökonomische Zwänge? Wie wäre es dann, bestimmte Projekte der Raumfahrt, die doch im Kern nichts anderes als einen Tribut an unsere *Ängste* darstellen, aufzuschieben, um mit diesen Milliarden auf Erden erst einmal *das* zu beseitigen, was zu nicht enden wollenden Kriegen, Terrorismus und sozialem Unfrieden geführt hat?

Ordnung ist das Gegenstück zum *Chaos*, dem vor etwa vierzig Jahren akademische Ehren und wissenschaftliche Reputation zuteilgeworden waren. Heute ist es um die *Chaostheorie* still geworden, zumal sie letztlich nichts anderes zutage gefördert hatte als die Bestätigung der Begrenztheit menschlicher Erfassbarkeit schöpferischer Phänomene. Bleiben wir also bei dem, wofür die Fähigkeiten des Menschen ausreichen sollten. Und das wäre vordringlich die Notwendigkeit und Verpflichtung, mit dem hohen Gut der Schöpfung so umzugehen, wie es dem gebührt, dem wir das Wunder des Lebens zu verdanken haben.

Täglich werden wir mit der Post oder auf Bildschirmen mit Ratschlägen zur Körperpflege und gesunden Gestaltung unseres Lebens überflutet, natürlich stets mit kommerziellem Hintergrund. Die Penetranz, mit der das geschieht, bewirkt das Gegenteil von dem, was sie anstrebt. Keiner hört oder guckt noch hin. Dort aber, nämlich schon frühzeitig in unseren Schulen, geschieht so etwas nicht in *dem* Maße und *der* Form, um bleibende Wirkung für das gesamte Leben zu hinterlassen. Mehr Vermittlung von *Bildung* statt nur noch von *Aus-Bildung* könnte das leisten.

Es ist beschämend, verantwortungslos, ja fast verachtend, wie heute mit der eigenen Gesundheit, vor allem aber auch der des Nächsten umgegangen wird. Angefangen beim Missbrauch mit den Sinnesorganen bis hin zur persönlichen Lebensgestaltung, wobei es doch vornehmlich gälte, die vielen Belastungen, denen der Mensch in teils hochgradig rücksichtloser Manier allein bei seiner Berufsausübung schon ausgesetzt wird, wenigstens im privaten

Leben auszugleichen. Dass nach der aktuellen Statistik jeder Zweite in unserer Republik übergewichtig ist, wirft ein bedenkliches Licht auf die persönliche Einstellung zum eigenen Leben und lässt nach dem *seelischen* Grundzustand dieser Menschen fragen, wenn ihr Übergewicht nicht krankheitsbedingt ist.

Was bietet uns nun besagte *Ordnungs*therapie, was birgt sie sogar an präventivem Potenzial? Die *Ordnungs*therapie stellt Forderungen, ohne mit diesen zu *über*fordern. Es geht hier ganz einfach – gemäß Jean-Jacques Rousseaus (1712–1778) These *Zurück zur Natur* – um Besinnung auf einzuhaltende Selbstverständlichkeiten des täglichen Lebens, die sie aber schon lange nicht mehr sind, sie zumindest in Erinnerung zurückzurufen, nämlich um:

Geregelten Umgang mit der Natur

Sorge täglich für ein ausreichendes Quantum an Zufuhr reiner Luft, für ein ausgewogenes Verhältnis und Maß des Einflusses von Wärme und Kälte, Wind und Wasser, um Abhärtung und gesundheitliche Stabilisierung deines Organismus zu fördern.

Kultivierung der Lebensmittel

Sorge dafür, dass Speise und Trank viel Naturbelassenes enthalten, nie im Übermaß genossen werden und ein ausgewogenes Verhältnis von Kohlenhydraten, Fetten und Eiweiß besitzen. Beratungen dafür bieten Reformhäuser an. Beim Einkauf besonders preisgünstiger Nahrungsangebote solltest du zu erkunden suchen, woher dieser niedrige Preis herrührt. Der Konsum von Genussmitteln sollte die Ausnahme bleiben und in Maßen erfolgen. Die Einnahme von Mahlzeiten sollte in Ruhe und harmonischer Atmosphäre und so weit möglich im Kreise der Familie, ohne Zeitbedrängnis und ohne unangenehme Gespräche stattfinden. Mahlzeiten sind Kulthandlungen, sie sollten deshalb nicht aus Zeitgründen zu einem notwendigen Ärgernis verkommen und nicht im Stehen oder hastigen Laufen auf der Straße eingenommen werden.

Bewegung und Ruhe

Sorge dafür, dass jeder neue Tag in einem ausgewogenen Verhältnis von Bewegung und Ruhe, die auch Stille birgt, steht. Berufsbedingtes Aussetzen von Bewegung sollte in der Freizeit ausgeglichen werden. Regelmäßiges dreimal wöchentlich durchgeführtes Ausdauertraining für eine halbe Stunde in Form von Jogging oder Nordic Walking in gemäßigtem Tempo ohne Zeit- und Leistungsdruck (Leistungssteigerung nur über Streckenverlängerung, nicht über zeitliche Beschleunigung) stärkt neben dem Immunsystem auch die Lebensfreude. Unwirtliche Witterung darf kein Hindernis sein, denn es gibt nur falsche Kleidung.

Geregelten Rhythmus von Wachen und Schlafen

Sorge für ausreichenden, nicht unter 7 Stunden, aber auch nicht zu lange darüber währenden, erholsamen Schlaf in guter Luft, ausgewogener Temperatur zwischen 17 und 20 Grad, in Stille und seelischer Harmonie, um den Anforderungen jedes neuen Tages gewachsen zu sein.

Pflege des Körpers

Sorge für Reinhaltung deiner Haut auf natürlichem Wege ohne aggressive chemische oder physikalische Maßnahmen sowie für einen geregelten Stoffwechsel.

Pflege der Seele

Sorge für Harmonisierung deiner *Seele* nach Stresseinflüssen verschiedenster Art sowie deines gesellschaftlichen, familiären und partnerschaftlichen Umgangs.

In der rehabilitativen medizinischen *Ordnungs*therapie orientiert man sich an diesen Grundpfeilern der *Diaita*, der Lebens*ordnung*. Hier kommen dann auch die sogenannten Naturheilverfahren zum Einsatz wie physikalische Anwendungen aller Art, Wassertherapie nach Pfarrer Kneipp, Moorbäder, Lehmpackungen, Gymnastik, Trinkkuren, Fastenkuren, aber auch Pflanzenheilkunde und Homöopathie sowie die sich im Westen immer mehr durchsetzenden, auf Jahrtausende zurückblickenden östlichen Heilmethoden der traditionellen chinesischen, indischen und tibetischen Medizin, wie Akupunktur, spezielle Teemischungen, Yoga, Meditation, Ayurveda und manches mehr, womit regulative, vor allem auch präventiv wirkende Einflüsse ausgeübt und damit körpereigene Mechanismen wieder zu Eigenleistungen angeregt werden sollen und auch können.

In unserer medienüberfluteten, stressbeladenen, von Informationen übersättigten, von Mitgefühl und Beistand stetig mehr beraubten, von zerstörten Familien und Partnerschaften gezeichneten, von Aggression, zunehmender Gewalt, Hedonismus, Rücksichtslosigkeit, fehlender Achtung vor dem Nächsten, verlorener Religiosität, allgemeinem Wertewandel und schließlich eingedrungener Unkultur und Entseelung zu vieler gesellschaftlicher Bereiche geprägten Welt klingen die Forderungen der *Ordnungs*therapie wie Rufe in der Wüste. Dennoch sollte jeder Mensch nicht in Hilflosigkeit, Verlassenheit oder Resignation, schon gar nicht in Ohnmacht und Passivität verharren, sondern sich die zeitlose und nie versiegende Gültigkeit dieser *Ordnungs*thesen immer aufs Neue bewusst machen und danach zu handeln suchen. So, wie es kein schlechtes Wetter, nur falsche Kleidung und ohne Fleiß keinen Preis gibt. Und für jeden Staat dieser Erde gälte es, die Voraussetzungen zur Durchführung der genannten Forderungen zu schaffen und damit ihre Erfüllung jedem seiner Bürger zu ermöglichen.

Ein sehr einfaches Vorgehen im Sinne einer Selbsthilfe wäre, sich – an der Skala der Ordnungstherapie orientierend – die Frage zu stellen, wie weit man womöglich selbst mit eingefahrenen Gewohnheiten oder Verhaltensweisen täglich zum Verlust eigener körperlicher und geistig/seelischer Kapazität beiträgt und damit seinen *psychoneuroimmunologischen* Akku beschleunigt entleert? Das will zwar keiner, und doch geschieht es mehr, als wir wahrhaben wollen. Auch die schon zur Genüge betonte ständige *Fremdbestimmung* jedes einzelnen Menschen in der sogenannten *Informationsgesellschaft* hat ohne Zweifel einen hohen Anteil daran. Wir müssen demnach achtsamer werden vor immer mehr um sich greifender individueller Entmündigung und diese Forderung sogar zum täglichen Pflichtpensum machen.

Zu diesen Gedankengängen gesellte sich mir – mehr als zufällig und zeitgleich mit der Niederschrift dieses Kapitels – die alljährlich von der ARD ausgerufene Themenwoche mit ihrem dieses Mal in den Fokus gerückten Begriff *Glück*, woran sich wiederum Wissenschaftler verschiedenster Couleur bis hin zu Moderatoren, Quizmastern und Kabarettisten beteiligt hatten. Hatte man, dachte ich, nun endlich auch in der Öffentlichkeit das immer bedrohlichere Schwinden *seelischen* Gleichgewichts in der Bevölkerung wahrgenommen? Man hatte jedenfalls in besagter Woche auch eine Umfrage unternommen. Man wollte wissen, was Menschen gegenwärtig in ihrem Leben als *Glück* empfinden? Die Hierarchie des Ergebnisses hatte nicht nur mich überrascht.

Geld nahm tatsächlich bei dieser Umfrage das Schlusslicht ein, es folgte die Musik, ihr schloss sich der religiöse Glaube an, danach spielte der Humor eine Rolle für das Empfinden von Glück, etwas Gutes zu tun war danach wichtig, und dann kam die Notwendigkeit zu Wort, unbedingt Freunde haben zu müssen. Die Spitze für wahres Glücksempfinden nahm schließlich, man höre und staune, die *Familie* ein. Eine Ironie im Hinblick auf ihre reale gesellschaftliche Position? Hatte also der autochthone (eingeborene) Keim der Schöpfung für das Gute allen zivilisatorischen Stürmen und Widrigkeiten doch noch zu widerstehen vermocht?

Eines steht fest.: Stirbt einmal die Keimzelle *Familie* als schöpfungsgemäß angelegte Instanz für *Sicherheit*, *Geborgenheit*, *Wohlbefinden* und *Liebe*, bedeutete das den endgültigen Niedergang *menschlicher* und *gesellschaftlicher Ordnung*.

Ausklang

Ich habe in diesem Buch einen neuartigen medizinischen Begriff, seinen wissenschaftlichen Hintergrund und hohen gesundheitsgefährdenden Grad vorgestellt sowie die universelle Bedeutung des *Dualismus* bewusst und verständlich zu machen gesucht. Im Weiteren möchte ich hier in aller Eindringlichkeit zusammenfassend noch einmal zum Ausdruck bringen, dass die ständig steigenden Reizeinflüsse *stofflicher*, vor allem aber die *nichtstofflicher* Natur auf das *geistige* und *seelische* Klima aller Gesellschaften es zu verantworten haben, dass sich damit einhergehend ein systematisches Schwinden *immunologischer* Kapazität und damit Wehrhaftigkeit gegenüber immer intelligenter werdenden Erregern aller Art in der Bevölkerung aller Länder auf dieser Erde vollzieht. Wir erleben schon seit Jahren in unregelmäßigen Abständen warnende Vorstufen nicht mehr beherrschbarer Formen einer *Seuche*, also die Gefahr des Ausbruchs einer Pandemie.

Ich wiederhole deshalb die für jeden Menschen bestehende dringende Notwendigkeit, spätestens mit dem heutigen Tage zu beginnen, für den eigenen Schutz zu sorgen, also Vorsorge zu betreiben. Vom Staat wird angesichts seiner immer stärkeren Einbindung in internationale Verpflichtungen, seiner immer beschränkteren Handlungsvollmacht im eigenen Land und seiner finanziellen Mittel, auf lange Sicht nichts an wirksamer und ausreichender Hilfe mehr zu erwarten sein. Vor allem scheint infolge der fortdauernden *cartesianischen* Denkweise in unserer Gesellschaft, also ihrer gefahrvollen Ignorierung der zentralen Bedeutung der *Seele*, auf Dauer jegliche Einsicht in die von mir dargelegten Zusammenhänge und demgemäß für dringenden Handlungsbedarf zu fehlen.

Somit gebe ich abschließend für diejenigen, die sich im Verlaufe der Lektüre angesprochen fühlten, denen ich also zu denken geben konnte, gerne noch ein *Privatissimum*. Das Wichtigste und Wertvollste in meinem Studium habe ich in *Privatissima* erfahren, die in kleinen Hörsälen abseits der großen Auditorien stattgefunden hatten. Der Professor, von dem ich eingangs berichtete, war es, der sogar zu Kamingesprächen in die Mensa eingeladen hatte. Das waren wertvollste Stunden meiner Lehrjahre. Darüber hinaus wurden später die unzähligen Patienten, die meine Hilfe über viele Jahrzehnte in Anspruch genommen haben, zu meinen besten Lehrmeistern.

So ist es selbstverständliche Pflicht, *das*, was man als *„Insider"* selbst in Nöten unternimmt, an seine Mitmenschen weiterzugeben. Da hatte doch vor wenigen Jahren aber eine Umfrage in einer Universitätsklinik bei allen dort tätigen Ärzten stattgefunden, in der sie befragt worden waren, ob sie die von ihnen verordnete Medizin und auch die anderen therapeutischen Maßnahmen bei sich selbst anwenden (lassen) würden? Das Ergebnis war erschütternd. Nur 15 % der über tausend Ärzte waren es damals, die das mit einem eindeutigen *JA* beantwortet hatten.

Was will ich damit sagen? Das, was ich in diesem Buch niedergeschrieben habe, ist der Extrakt aus jahrzehntelanger ärztlicher Tätigkeit, aus Erfahrungen an unzählig vielen Patienten, aus selbst durchgeführten wissenschaftlichen Studien und schließlich aus dem Ringen um Erkenntnisse anlässlich eigener Leidenssituationen. Dabei habe ich die Überzeugung gewinnen können, dass es noch nie eine geschichtliche Epoche gegeben haben kann, in der so hochgradig Wahrheiten überhört oder ignoriert werden (sollen?) wie in der unsrigen. So befiehlt es wohl das inzwischen überall auf der Welt herrschende Kurzzeitprofil ökonomischer Zwänge auf allen gesellschaftlichen Feldern.

Es ging in allen Kapiteln dieses Buches um die *Seele*, die wir nicht greifen, sehen, hören und doch an uns und unseren Nächsten, eigentlich überall, wahrnehmen können. Es soll vor allem um ihren Schutz gehen, denn von ihrem Zustand hängt, wie ich abermals betonen muss, Wohl und Wehe unserer Existenz ab. Wir müssen deshalb weit mehr als bisher lernen, Verantwortung für sie zu übernehmen, was wir ihr zumuten können oder wollen und wovor wir sie bewahren müssen oder sollen. Da wir Individuen sind, sieht deshalb die ‚Speisekarte' für sie bei jedem von uns anders aus. Und da viele Menschen sich niemals selbst richtig kennen- und beurteilen gelernt haben, sollten sie vorsichtig mit der Dosierung von Belastungen sein. Wir wissen inzwischen über den Zusammenhang von *Seele* und *Immunsystem*, kennen aber nicht unser eigenes von der Schöpfung zugeteiltes Quantum an Lebenskraft und Lebensdauer. So wird das *Maß aller Dinge* für die Gestaltung unseres Lebens zu einer der schwersten und vordringlichsten Aufgaben.

Maßlosigkeit in jeder Form und Hinsicht ist eines der schlimmsten Übel mit nie vorhersehbaren Folgen. Ich kann in diesem Zusammenhang schon lange nicht mehr das Wort *Wachstum* hören, von dem nur noch in der Politik gefaselt wird. Wohin soll denn alles noch wachsen? Als Arzt habe ich mit unbeschränktem Wachstum bei Patienten böse Erfahrungen machen müssen. Die gegenwärtige *Maßlosigkeit* ist nicht zuletzt Folge sowohl der Kommerzialisierung wie auch der Globalisierung und der sich aus beiden ergebenden Wettbewerbung fast aller Bereiche menschlicher Existenz. Ich benötigte für ihre Aufzählung zu viele Worte und Papier.

Nur ein Beispiel aus meiner Lokalzeitung für *Maßlosigkeit* bei der persönlichen Lebensführung hatte mich vor einiger Zeit so erschreckt, dass ich es an dieser Stelle mitteilen möchte: Eine renommierte Kinderklinik einer norddeutschen Großstadt war plötzlich an Grenzen ihrer Leistungskapazität geraten, weil die Zahl zu behandelnder komatös volltrunkener und randalierender Jugendlicher eine Höhe erreicht hatte, die die Neu- sowie Notaufnahme kranker

Kinder nicht mehr gestattet hatte. Dieses Geschehen zeigt, wie katastrophal es um den geistigen Zustand eines offensichtlich wachsenden Teils unseres Nachwuchses bestellt sein muss.

Vorrangig gehört in unserer Lebensperiode zur Verletzung des *Maßes aller Dinge* die schon zur Genüge gegeißelte *Über*information unserer sogenannten *Informations*gesellschaft. Dem Begriff *Information* ist dabei seine ursprüngliche Bedeutung geraubt worden und zum Selbstzweck verkommen. Wir sollten uns deswegen und überhaupt ab sofort unseren *privaten Index* schaffen, auf den wir alles setzen sollten, das zur Schwächung unserer *Seele* führen kann. *Maßlosigkeit* sollte da ganz oben stehen.

Weiter müssen wir lernen, zu selektieren. *Was ich nicht weiß, macht mich nicht heiß*, sagt der Volksmund. Jeder sollte demgemäß wesentlich sorgfältiger als bisher die Relevanz von *Information* zur eigenen Person und zum eigenen Dasein, also den Stellenwert für das eigene Leben prüfen. Weniger krude *Information* bedeutet ein Mehr an *Harmonie* der *Seele*.

Natürlich ist die vielseitige und moderne Informationstechnik nicht mehr wegzudenken oder zu eliminieren, aber ein *gesundheitsgerechterer* Umgang mit ihr steht noch aus. Für diejenigen, die berufsmäßig damit Umgang haben (müssen), fehlen vorläufig spezielle Schutzmaßnahmen. Das scheint aber niemanden zu stören, geschweige denn zu interessieren. Man spürt doch (noch) nichts Nachteiliges.

Und fürstlich honorierte Gefälligkeitsgutachten sorgen heutzutage überall für Vernebelung und Legitimierung all dessen, das wahrhaftige Gefahr für Leib und Leben birgt.

Neben den ausführlich geschilderten neurobiologischen Folgen intensiveren Umgangs mit digitaler Bildschirmtechnik dürften auch deren *physikalische* Einflüsse, besonders die *elektromagnetischer* Provenienz, nicht länger ausgespart, verniedlicht oder gar ignoriert werden. Sie sind nicht indifferent und wohl deshalb wird über sie erst gar nicht gesprochen. Auch hier merkt man erst etwas, wenn es zu spät ist. Und das geschilderte Schindluder, das täglich mit unseren Sinnesorganen getrieben wird, ist beispiellos und bedarf dringend der Korrektur. Sie müssen in weit kürzeren Abständen ihrer spezifischen „Nullmarke" zugeführt werden, um ihre Kapazität nicht zu erschöpfen.

Wir haben doch (noch) die Freiheit, für unser leibliches Wohl selbst Verantwortung übernehmen zu können. Die inzwischen ständige elektronische Präsens und (An-)Peilbarkeit des Menschen verändern aber die Balance seines *PNI*-Systems und auf Dauer dessen Regenerierbarkeit. Darüber gibt es keinen Zweifel mehr. Wesentlich ausgedehntere *elektromagnetische* und *digitale* Sende- und Empfangspausen tun not und damit mehr Besinnung nach innen, auf die eigene Lebensgestaltung ohne jegliche mediale Beeinflussung. Es geht im totalen Informationszeitalter schon jetzt vordringlich um Verhinderung geistiger Verkümmerung, zumal diese bereits zu einer Volkskrankheit zu werden begonnen hat. Mehr geistige Aktivität und Produktivität zum eigenen Nutzen ist deshalb angezeigt.

Und schließlich gilt es beim Blick auf das *Maß* aller Dinge, *Forderung* und eigenes *Vermögen* für jeden Bereich unseres Lebens in näheren Augenschein zu nehmen, von der Wiege bis zur Bahre. Wie viel Leid könnte erspart werden, würde das so selbstverständlich wie Essen und Trinken beachtet. Weiter oben war schon zur Genüge von Leistung die Rede. Leistung, auf welchem Feld unseres Daseins auch immer, würde niemals zu Leid oder Stress führen, wenn eigenes Vermögen gegenüber Forderungen in harmonischem Gleichgewicht stände. Dann würde auch der *Seele* kein Schaden zugefügt werden (können).

Eng mit dem *Maß aller Dinge* ist deren *Polarität* verknüpft. *Alle*s hat zwei Seiten. Das gilt auch für Verhaltensweisen und Handlungen. Wenn ich als Glied einer Gemeinschaft für mich persönlich etwas schaffen will oder erreichen möchte, habe ich die Pflicht, die Auswirkungen davon auf andere oder die Umwelt zu bedenken. Mein Nächster oder die Gemeinschaft dürfen nicht Nachteile oder Belastungen dadurch erleiden. Gegen dieses Gebot wird jedoch in unserer nur noch von Technik geprägten Welt unausgesetzt verstoßen, von einzelnen, von der Gesellschaft oder vom Staat selbst.

Damit sind wir zurückgekehrt zu dem, was schon über das *Gewissen* und den *Neo-Darwinismus* gesagt worden ist. Ein belastetes *Gewissen* bedeutet für die *Seele* eine ihrer schwersten Verletzungen und *Disharmonie* ist ihr größter Feind.

Unsere gegenwärtige Welt ist leider voll von *Disharmonien.* Wir müssen deshalb nach Wegen zu *seelischen* Oasen Ausschau halten, wie das *die* Menschen getan haben, die in Nöten ein Kloster aufgesucht hatten. Es wird in unserer von *Überinformation* und *Reizüberflutung* geprägten Gesellschaft immer schwerer, dafür Ratschläge zu erteilen. Jeder hat eigene *Pflichten, Gewohnheiten, Vorstellungen, Wünsche* oder *Sehnsüchte.* Mit diesen sollte er jedoch weit mehr als bisher Kontakt aufnehmen, also auf Entdeckungsreise ins eigene *Ich* gehen. *Werdet wie die Kinder,* heißt es irgendwo im Buch der Bücher. Den Sinn dieser Worte habe ich erst im Alter begriffen. Bei solchen geistigen Rückwegen können Erinnerungen auftauchen oder Ideen sprudeln wie die Quelle eines Gebirgsbaches, aus dem man sich dann im Tal täglich wiederkehrender Nöte laben kann:

Vertraute Melodien, Bilder aus der Heimat, Erlebnisse der Vergangenheit, Briefe aus früheren Zeiten, Niederschriften aus Tagebüchern, Gegenstände wie altes Geschirr, Düfte aus tiefster Vergangenheit, Worte aus dem *einstigen Lande der Dichter und Denker,* Märchenbücher und schließlich die Besinnung auf *Traditionen* vielfältigster Art mit auf ihnen beruhenden *Ritualen* vermögen nicht allein das Gedächtnis zu aktivieren, sondern zu innerer Ruhe und Geborgenheit zu führen, um dabei Halt, Freude, Erfüllung, also *seelische* Harmonie, zu empfinden.

Wem solche geistigen und seelischen Rückblenden schwerfallen, kann sie aber erlernen. Es gibt längst einen Markt für spirituelles Training als Antwort auf die stetig anschwellenden Existenzängste des Menschen unserer Tage und seine Suche nach Ufern der Geborgenheit.

Die Schöpfung selbst hat uns dafür mit der Natur beschenkt, von der sich der moderne Mensch jedoch schon viel zu weit entfernt hat. Die Rückkehr zu ihr ist also Pflicht. Sie belohnt mit der alljährlich wiederkehrenden Möglichkeit, sie im Wechsel der Jahreszeiten bewundern, vor allem dabei die Sprache ohne Worte der Pflanzen und Bäume entdecken und verstehen zu lernen, die erst in jüngster Zeit von Pionieren auf diesem Gebiet immer mehr entschlüsselt wird.

Jeder von uns vermag also selbst am Bau eigener Geborgenheit in dieser schon so vielfach irreversibel veränderten und mit keiner vorausgegangenen geschichtlichen Epoche mehr vergleichbaren Welt mitzuwirken. Darüber hinaus sollte nie vergessen werden, in allen Lebenslagen das eigene Vermögen gestellten Forderungen gegenüberzustellen, sie zu bemessen und erst danach zu handeln. *Alles* im Leben hat besagte *zwei Seiten*, aber jeder von uns hat die Möglichkeit, durch *Einstellungsmodulation*, wie *Viktor Frankl* das einst formuliert hatte, sich die für ihn passende Variante zu schaffen.

Am Ende unseres Weges durch den Dschungel der Gefahren für die *Seele* möchte ich einen Mann zu Worte kommen lassen, der zur Leitfigur des christlichen Glaubens wurde. Dieser *Jesus von Nazareth* hatte seinen Jüngern, als er sie aufgefordert hatte, ihm zu folgen und alles Irdische hinter sich zu lassen, folgende Frage gestellt:

Was hülfe es dem Menschen, so er die ganze Welt gewönne, und nähme doch Schaden an seiner Seele?

Wir sollten uns diese Frage jeden Tag aufs Neue stellen und sie weitergeben an alle, die wir lieben und verehren, aber auch an diejenigen, denen die Sicht zur Wahrheit noch verstellt ist.

Anhang

IMMUNITÄT	ALLERGIE	KREBS
Mikroorganismen (bzw. deren Inhaltsstoffe)	**Antigene**	**Tumor-Antigene**
+	+	+
blockierende bzw. neutralisierende **Antikörper**	nicht blockierende **Antikörper**	**Immunsystem Hormone Nervensystem**
↓	↓	↓
Antigen-Antikörper-Reaktion Zerstörung der Mikroorganismen = keine klinischen Symptome	Antigen-Antikörper-Reaktion = Auslösung klinischer Symptome **lebenslange Anfälligkeit**	Antigen-Antikörper-Reaktion Stoffwechselprozesse = Sieg oder Niederlage

Abb. 1: Allergien stehen zwischen dem Zustand einer Heilung durch Schaffung einer Immunität und dem drohenden Tod durch Versagen aller Abwehrleistungen bei einem Krebskranken

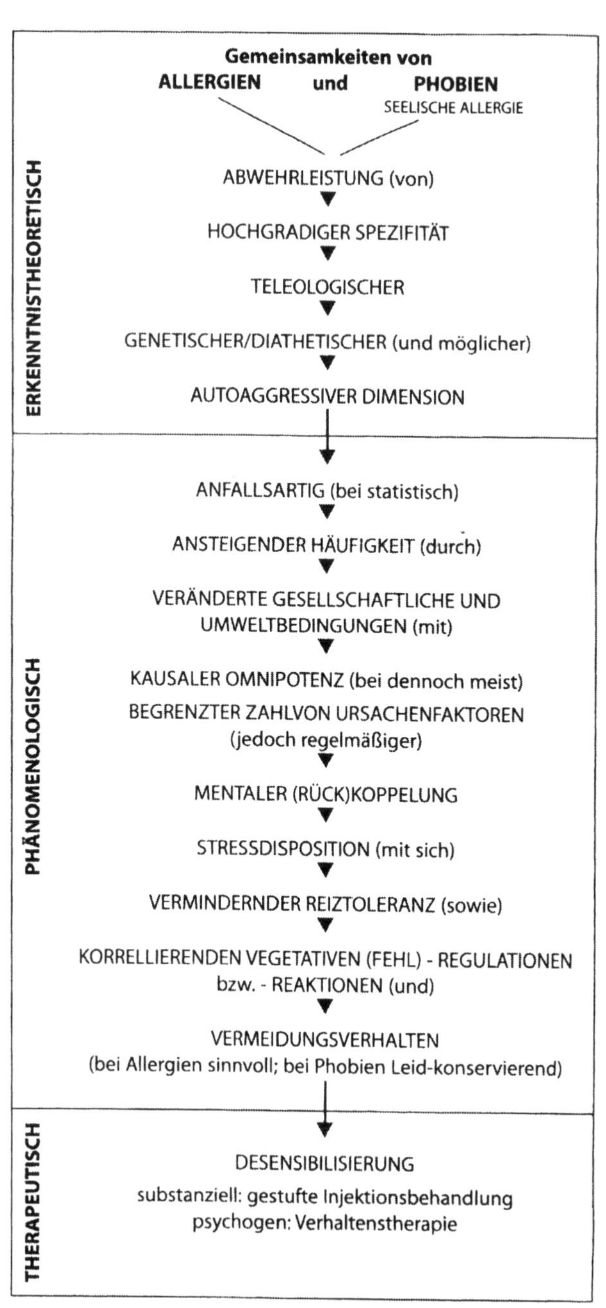

Abb. 2: Gemeinsamkeiten von Allergien und Phobien (seelische Allergie)

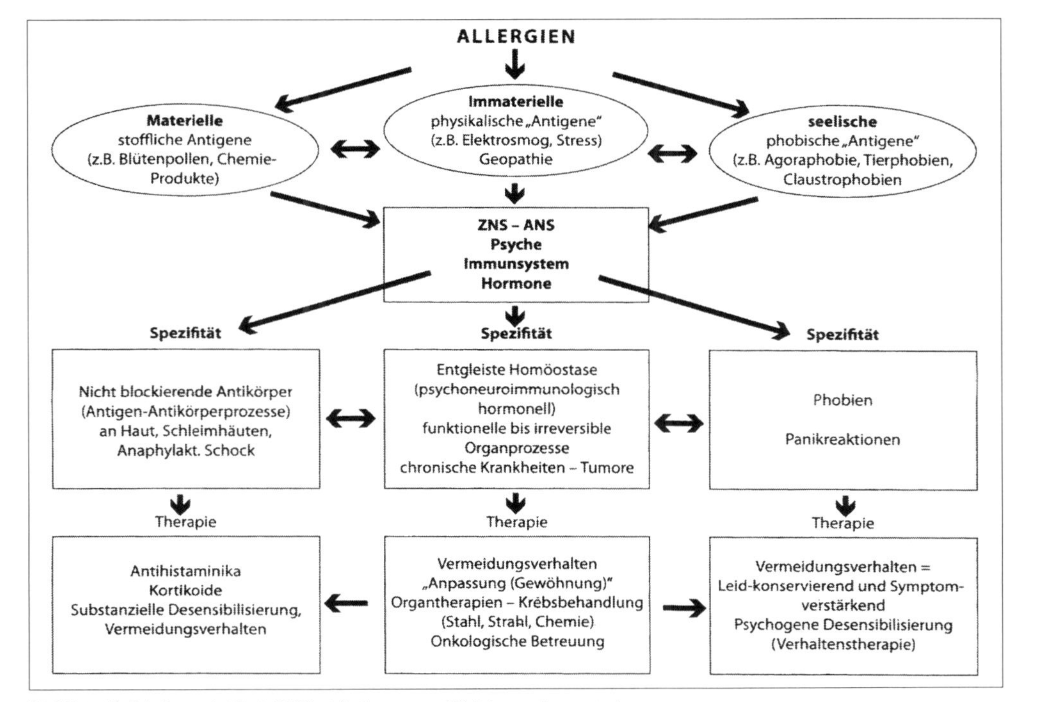

Abb. 3: Unterschiedliche Formen der Allergie (ZNS: Zentrales Nervensystem, ANS: Autonomes Nervensystem)

Danksagung

Es ist gegenwärtig kaum möglich, ein geschriebenes Buch noch veröffentlichen zu können, es sei denn, man ist eine in der Öffentlichkeit bekannte Person. So versinken heute immer mehr Informationen und Botschaften, auch solche von wissenschaftlichem Rang mit hoher Tragweite für jeden Menschen, aufgrund der Flut literarischer Angebote in Papierkörben von Verlagen. Das Glück also, noch einen Hafen zu finden, in dem man sein literarisches Boot festmachen kann, grenzt an ein Wunder.

Ich durfte nach langer Irrfahrt ein solches Wunder erleben und bin sehr dankbar dafür, dass mich ein Verlag in die Arme genommen hat, der sich das Gespür für die Entdeckung von Wahrheiten bewahrt hat und die sich daraus ergebende Notwendigkeit von deren Veröffentlichung.

Ich danke insbesondere Frau Stefanie Krüger für Ihr spontanes Entgegenkommen, im Weiteren Frau Tanja Ferscha für ihre wunderbare verlegerische Betreuung und Herrn Tobias Keil für sein einfühlsames Lektorat. Über allem stand jedoch die Opferbereitschaft und der innige, liebende Beistand meiner Frau Uta.

Hans-Jürgen Schramm

Der Autor

Hans-Jürgen Schramm, Dr. med., geboren in Potsdam, lebt heute als Arzt und Psychotherapeut im Neustädter Land bei Hannover. Schon als Student hatte sich bei ihm ein großes Interesse für Psychologie und Philosophie entwickelt. Zuvor hatte er in den Nachkriegswehen die unerwartete Möglichkeit, als tierärztlicher Assistent auch die Leiden der Kreatur näher kennenzulernen, was ihm für seine spätere ärztliche Tätigkeit im ländlichen Raum sehr zugute kam.

Durch intensive Weiterbildung vermochte er das Spektrum seiner Berufsausübung beträchtlich zu erweitern, um sein Wissen schließlich an Studenten der Medizin, aber auch an andere Ärzte lehrend weiterzugeben, was in eine reiche schriftstellerische Tätigkeit mündete. Aus seiner Feder stammen zahlreiche Veröffentlichungen, zuletzt „Allergien und Phobien, ein Tsunami der Zivilisation".

In seiner Freizeit widmet sich der Autor der Gartenpflege, dem Ausdauersport und dem Wandern in der Natur.

Der Verlag

Wer aufhört besser zu werden, hat aufgehört gut zu sein!

Basierend auf diesem Motto ist es dem novum Verlag ein Anliegen neue Manuskripte aufzuspüren, zu veröffentlichen und deren Autoren langfristig zu fördern. Mittlerweile gilt der 1997 gegründete und mehrfach prämierte Verlag als Spezialist für Neuautoren in Deutschland, Österreich und der Schweiz.

Für jedes neue Manuskript wird innerhalb weniger Wochen eine kostenfreie, unverbindliche Lektorats-Prüfung erstellt.

Weitere Informationen zum Verlag und seinen Büchern finden Sie im Internet unter:

www.novumverlag.com